二つのこころと一つの世界

心理学と脳科学の新たな視角

坂野 登

新曜社

［二つのこころと一つの世界］目次

■装幀　虎尾　隆

プロローグ

こころは小宇宙だといわれる。こころは宇宙と同じく空間的、時間的な広がりと深さをもっていて、そのなかにすべてがつまっている。この小宇宙のなかでは、その人が生活のなかで経験した空間や時間を超え、自分の未来だけでなく、「宇宙空間」やその「進化」にも思いをめぐらすことができる。これはすなわち、思考を通して得られた過去、現在、未来の世界の体験である。この無限ともいえるような思考を可能にするのは、人のなかに存在するそれぞれの私だけのこころである。各人がもっているこころは、各人の存在が皆違っているようにそれぞれ異なっている。しかしそれぞれ異なっている人間も、人類という共通した枠組みのなかではただ一つであるのと同様に、そのこころもまた、ただ一つである。それゆえ私たちは相互に理解し合い、助け合うことができるのである。

こころは一つだといったが、実はこころは基本的には、相対立し矛盾するようにみえる二つのこころから成り立っているように思える。愛するこころと憎むこころ、喜ぶこころと悲しむこころ、悲しみに打ち克ち立ち上がろうとするこころと悲しみにさいなまれたまま立ち上がれないこころ、あるいは女心と男心、数え上げればきりがない。しかしいろいろと共通点と相違点とをまとめていくと、次第にいくつかのこころに仕上がっていって二つのこころにまとまり、さらにそれが最終的には一つのこころの世界として統一されるのではないだろうか。この本でそのまとめの作業の一端が紹介できればと願っている。

ここで作業をまとめていくための視点を、どのようなものにしたらよいのだろうか。やはりこころがどのようにして発生し、今日の私たちがもっているこころの姿に至ったのか、進化論的な観点を加味しながら、脳とこころの関係から眺めてみるという視点が重要であるように思える。

私たちの直接の祖先である動物たちが、外界に適応し生き永らえていくために、全身を使って反応していくなかからこころは発生してきた。ここで最も重要な役割を果たすのが、身体の左右の役割の分化と進化である。それではこのような身体の左右差はどうして生じたのだろうか。また動物のどの進化段階から存在するようになったのだろうか。

これまで、ものを操作する道具としての人の手の役割の重要性が特に指摘され、手の左右差の背景となっていること、特に人にはっきりとあらわれた左右の脳のはたらきの違いがことばの発生と密接に結びついていて、人独自のものであると考えられてきた。しかし最近の研究からは、左右差の起源は手ではなく左右の身体のはたらきの違いにあり、しかも魚やカエルのような下等脊椎動物からすでに違いが存在していて、それに対応する左右の脳のはたらきの違いも次第に明らかになっている(1)。

進化の過程のなかでさまざまな生物は、それぞれ独自の形で環境の変化に対応する適応的な反応を学び、遺伝という形で子孫に学んだものを伝えてきた。外敵から身を守るための回避行動と、捕食するための接近行動という二種類の行動が、その基本的な形である。アメリカの心理学者マクネーレージらによると、脊椎動物の左半球は通常のよく知った環境下での習慣化された作用（routine-action）

に合うように特殊化されているという。他方、右半球では、環境での予期しない刺激を検知し緊急反作用（emergency-reaction）ができるように特殊化されてきたとされる。たとえばカエルではバッタが、視野の右側つまり左半球に入ってきたときによく捕食行動にでる。他方、ヘビに対しては、視野の左側で敏速な回避行動がみられるという具合である。

人ではどうだろうか。人の行動でも基本的には同じ原理がはたらいている。たとえば新生児ですでに左半球は言語音に、右半球は環境音に敏感に反応するようにと準備されている。ここでいう言語音とは、人類の長い進化の歴史のなかで、習慣的な行動として引き継がれてきた最大の遺産である「ことば」の基本的な形のことである。他方、環境音は聞き慣れないもの、予期しないものと受け入れられる。アメリカの心理学者キンスボーン[2]は一九七八年に、左半球が接近行動と関連していることをすでに示唆していた。人の行動と脳のはたらきの関係について、ロシアの著名な神経心理学者ルリアの弟子であり、後にアメリカに渡ったゴールドバーグ[3]は、人では進化の圧力を受けて右半球は新奇性（目新しさ）に、左半球は慣例（ルーチン）に対応するようなシステムが存在するようになったと考えている。私は利き脳についての研究の結果[4]、右半球は「自由な」、左半球は「決定された」認知スタイルと結びついていると結論づけたが、本書ではさらに考えを拡大させ、「定位的」反応および「収斂的」反応の基本的な形が、右半球と左半球にそれぞれ特殊化されているというアイディアを提案したいと思う。このアイディアはキンスボーンやマクネーレージ、そしてゴールドバーグの考えを包含したものだと考えている。

その考えを具体的に述べてみたい。大脳の左半球の収斂的な処理様式は、左半球のコントロールを主に受けているルーチン化されたシステムのなかにみることができる。言語というシステムがどのようなかたちで人の行動に影響を与えるのかについて、かつて学界での注目を一時集めて議論されたサピア＝ウォーフの言語相対性仮説という考えがあった。それによると、人の認知や思考はその人が使う言語体系によって決定されるということになる。したがってこの説からは、「わび」「さび」という日本語独特のこころの表現の意味するところ、ことばから受ける感情的なニュアンスは、日本語を知らない人、日本語をしゃべる日本語圏にいない人には理解できないことになる。「ホーム、ホーム、スイートホーム」と歌われるイギリスでの「ホーム」の意味には、「家庭」と訳されるそれ以上の意味があるとよくいわれるが、イギリスで過ごした経験のないものにはわからないものとなるだろう。また、学術論文に接する機会が多い私を含めた研究者といわれる人たちの思考形式は、その学術論文の形式によって影響を受けるといわれているが、そのような気がしないでもない。

現在では、ある特定の言語体系という収斂的なシステムによる影響は、サピアとウォーフがいうほどではないにしても、ある程度は存在するものと考えられている。またサピア＝ウォーフの言語相対性仮説を考える際には、ことばでもって収斂化される折に同時に存在していた、右半球が主につかさどる感情反応との結びつきも重要となる。つまりわびさびとか、ホームということばが表現される折のその場の雰囲気とことばが結びついてはじめて、ことばの真の意味は理解されるのではないか。英語がわかるだけでは、日本語がわかるだけではだめなのだ。感情との結びつきを忘れてはならない。

今度は大脳の右半球を中心に考えてみよう。人の右半球が重要な役割を占める定位反応のはたらきといえば、その名残は感情反応と結びついた、より直接的で、情報の新しさに対する反応に優れているという特徴にあらわれている。感情は「あっ何だろう」という驚愕による定位反応——この基本的な形は脊椎動物に存在すると考えてよいが——をもとにして、その反応がことばと結びつけられて分類されることによって人間独自の存在となる。右半球それ自体は意識されない、いわゆる「沈黙の半球」なので、それが意識のもととなっている左半球のはたらきと結びついてはじめて感情となる。カナダで行われたダットンとアロンによる有名な吊り橋実験というものがある。高い吊り橋の上で生じた自分の心拍や呼吸の乱れが、目の前にあらわれた魅力的な女性に対する気持ちによるものだと考えてしまった男性たちの行動は、心拍や呼吸の変化のような定位反応が、ラベルのつけられ方によって、怖いというマイナスの感情から、淡い恋愛感情というプラスの感情へと変化した様を如実に物語っている。

定位反応をパブロフは「これは何だ」反射と呼んだ。創造的な活動が右半球のはたらきと関係づけられてきた理由はまた、ここにある。創造的な行為や感情の生起、これらは対象が予期したものとは違った新奇なものであるという認知と密接に関係している。しかしわき起こってきた創造的なイメージが、具体的な創造活動として世にあらわれるためには、左半球の収斂された行為と結びつかなければならない。そうしなければ宝の持ち腐れとなってしまうことになる。

「手は脳の延長である」、「手は脳の目に見える部分である」、「手はこころの窓である」、これらのことばはドイツの哲学者カントが述べたものだとされている。その真偽は別にして、このような左右の半球のはたらきの特徴を、人で最もよく反映している外側にあらわれた身体の部分が手であることには異論はあるまい。アメリカの著名な心理学者ブルーナーは、『知ること：左手のためのエッセイ』

の序論で次のように述べている。[5]「子どものころから、わたしは、右手と左手とがあるという事実、およびその象徴的意味――右手は事をなすもの、左手は夢をみるもの――に、心を惹かれてきた。右手は秩序と法、すなわちフランス語のドロア（le droit）である。その美しさは、幾何学の美しさ、カッキリした意味内容のもつ美しさである。右手をもって知識に到達しようというのが科学である。ただし、科学をそのように論ずるだけでは、実は科学が人の心をふるい起こさせる面を見過ごすことになる。なぜなら、科学におけるもろもろの仮説は、左手の賜ものだからである」。本書で問題にするのは、まさにブルーナーが提起した右手に対する左手の役割そのものである。また二つのこころとはまさにこのようなことなのである。

第一章　こころは二つという考えのはじまり

哲学上の論争

左手と右手が象徴するこころが、ブルーナーがいうように夢と現実的行為であるとすると、それは二つの異なった行動である。夢は行為として現実化されてその本来の姿をあらわすが、行為はそのままの形で夢となってあらわれることはない。左手は右手を支えるが、右手はそのことに気づいていない。右手を支配する左半球は常に優位半球であったが、左手を支配する右半球は長年のあいだ沈黙の劣位半球と呼ばれてきた。右半球によって支えられて左半球のはたらきがあるという考えがそもそもなかった。

ブルーナーとは違った観点から左手と右手の問題を眺めてみよう。歴史は一九世紀に遡る。ドイツの哲学者であり心理学者でもあったディルタイは、一九世紀末に生の哲学を唱えたことで知られている(1)。生の哲学では「生成し流動する生・生命」がそれ以上遡ることのできない根本的な現実であると考えて、生それ自体を直接体験によって了解すべきであるとした。つまり何が現実で重要かといえば、現実をあれこれと理屈をつけて説明するのではなく、現実の生きた姿をそのままの形で実感しわかることだというわけである。ここで使われている「了解」ということばの原語は、理解と同義の、英語でいえばアンダスタンディングである。たぶん、普通いわれる理解とは意味が違うのだという特別のニュアンスをもたせるためにかつて了解と訳され、それが定訳となっているのだろう。

当時の心理学は自然科学の影響を受けて、精神現象を一定の要素に還元し、その要素を組み合わせ構成することによって精神現象を説明しようとしていたが、この方法によっては真の精神現象はとらえられないとディルタイは考えたのだった。精神現象は生きた連関物という形であらわれてくるが、これをとらえるためには了解という方法を用いなければならない。彼のことばを借りれば、「自然をわれわれは説明するが、精神生活はこれを了解する」ということになる。

他方、哲学者のヴィンデルバントは、ディルタイが自然科学と精神科学とを領域の違いによって区別したことを批判し、自然科学は「法則定立的」であるのに対して、精神科学は「個性記述的」であると特徴づけ、自然科学と精神科学は「領域」ではなく「方法」による違いとして区別されるものと主張した。自然科学では抽象と一般化という方法を通して、対象のなかに含まれている価値から離れ、一般的な関係を法則として定めるという方法をとるが（法則定立的方法）、文化科学（ディルタイのいう精神科学）的な方法では、価値という関係のなかで事物の個性を記述するところ（個性記述的方法）に特徴があるとした。

読者も気づかれるように、法則定立的方法による自然科学と個性記述的方法による文化科学の関係は、ブルーナーのいう右手と左手の関係によく似ているが、ブルーナーはさらにそれを超えている。

もう一度ブルーナーの別のことばを引用しよう。「右手をもって知識に到達しようというのが科学である。ただし、科学をそのように論ずるだけでは、実は科学が人の心をふるい起こさせる面を見過ごすことになる。なぜなら、科学におけるもろもろの仮説は、左手の賜ものだからである」。またブルーナーは次のようにも述べている。「現代こそ左手にとって独特な恵まれた時期であるというべきだろう。それは右の手を促して新たな絵を描かせようとする左手である。そのことはちょうど画塾において、小手先の技術だけで固くなってしまった手、物を見抜く目から離れてしまった手に、新たな生命を吹き込もうとして、その方法を模索するのにも似ている」。本書では、ブルーナーのエッセイで述べられた感想ともいうべきものを、より現代的で検証可能なものにすることをめざしている。

心理学上の論争

左手と右手が象徴する個性記述的方法と法則定立的方法とは、本来的には対立しあう関係にはなく、またこれも本来的には一方は他方抜きには考えられないはずであった。しかし日本の心理学では対立的にとらえようとする傾向が強かった。法則定立的方法では一般的法則性のなかで抽象化された人間像を問題とするが、個性記述的方法では臨床心理学で問題とされる、いまそこにいる生身の現実的人間が問題となるとされた。つまり法則定立的な研究では、不特定多数の無作為に抽出された人たちから得られた結論であるのが、個性記述的な研究では特定の、目前にいる特定の個人が問題とされるのだ、という見解である。

たとえば臨床心理学者の村上は[2]、世界最初の心理学実験室の創始者であるヴィルヘルム・ヴント以前の心理学を一人称の心理学、ヴント以降の伝統的な行動科学としての心理学の方法論を三人称の心理学、「世界を共に生きる共存在として〈暖かい眼〉でとらえる」人間への臨床的接近を二人称の心理学と呼び、特に三人称の心理学とは明確に区別している。また精神医学者の荻野は[3]「自然科学的方法による心理学が、とりわけ無人称の人間を対象にするにふさわしいとすると、現象学的心理学は、方法論的にも理念的にも〈なんじ、きみ〉と呼びかけ合う人間同士の交わりの状況を本格的に解明していくにふさわしいのである。この意味において、少なくともこれからの本格的な現象学的心理学は、〈二人称の心理学〉と呼んでもさしつかえないと思う」と述べている。つまり村上や荻野にあっては、説明的方法と了解的方法とは、対立しあう別個の学問体系としてとらえられていた。

他方、臨床心理学者の河合は[4]、分析者と被分析者の人間関係では、「治療者は、現象のなかに参加するものでありながら、一方では観察者でなければならない。心理療法には、このような矛盾が存在し、その矛盾をそのまま持ち続けようとするところにこそ、精神分析の方法論的な特徴があると言えるかも知れない」と述べている。河合のこの言は、臨床心理学の立場が、いわゆる二人称と三人称の心理学という矛盾のなかに存在すると考える点で注目すべきものである。対立ととらえるか矛盾ととらえるか、そこには大きな視点の違いがあるように私には思える。矛盾からはそれを解きほぐす糸口がみえてくるからである。またこの矛盾は治療者に限られたものではなく、誰にでも当てはまる課題なのである。

心理学の方法論をめぐるこのような問題については、かつてはこのようにして盛んに議論されていた。また心理学はどの学部のどのような学科のなかにあるべきかといった、大学の歴史や当時の事情を無視した、いわば机上の空論ともいうべき議論を盛んに行っていたものだった。私は京都大学文学部の心理学専攻の卒業だが、当時は哲学科のなかにあった。心理学が哲学から分かれて出来上がった学問だというところからきたためだったと思うが、哲学科のなかのほかの専攻とはなかなかなじめない雰囲気があった。しかし方法論を重視したいという私の気持ちは、やはり哲学科の何ともいえない雰囲気に影響されたものであることは否めない。

話を哲学上の問題に戻して考えてみると、心理学上の議論の根底にあった了解的方法と説明的方法というのは、ディルタイのいうように学問の領域の違いでもあり、またヴィンデルバントのいうように研究方法論上の違いだということになる。しかしまたそれは、日常生活で私たちが常に直面する問題でもある。いわば領域と方法とが混在している世界の問題である。そのことはよくわかるけど（了解の問題）自分はやはり納得できない（自分自身に説明できない）ということがよくある。あるいは説明はできるがどうもぴったりとしない、などの場面が考えられる。つまり学問のあいだの領域あるいは方法の違いと考えられていたことを、一個人の内面で起きている矛盾や葛藤として考えてみることができるのではないだろうか。あるいはどちらの考え方が自分の内部で強いのかという見方もできるかもしれない。どちらの考え方が強いかという観点からは、理性の人、情にもろい人などの表現などがあるが、ここで理性の人の裏返しが情にもろい人なのだろうか。一方が強ければ他方は弱いというように、両者は一つの次元の対極にあるのだろうか。

了解的方法と説明的方法は問題提起の始まりからして、それぞれが領域の違いとして対置される方法であった。それは一つの次元の反対に位置していて、それぞれがある重みづけでもって考えることのできるようなものではなかった。いわばあれかこれかの選択しかなかった。しかし日常生活のなかでの例から考えられるように、一つの次元の上に置いて考えるという見方もできるのではないか。または両者はもともと別々の次元の上にあってと考えることもできるだろう。ここで問題解決のヒントを与えてくれる全く違った観点からの研究を一つ紹介したい。

問題解決へのヒントは実証によって

それは条件反射で有名なパブロフからの示唆である。彼は晩年に人が他の動物と区別されるのは何だろうという発想から、第一信号系、第二信号系というユニークな考えを提出した。この構想は、イヌでの条件反射の研究をやっていくうちに、イヌにも人の気質と似た個体差があり、神経症になりやすいイヌがいることの発見や、さまざまな精神疾患に苦しんでいる人たちの観察から得られた知見を総合して到達した結論であった。ベルの音を聞いたらエサがもらえることを繰り返していくと、イヌはベルの音を聞くだけで唾液が出るようになる。これが条件反射である。ベルはエサがもらえることの信号になり、唾液が出たわけである。ベルの音のような直接的な信号同士の結びつきで成り立っている、人を含めた動物での信号体系をパブロフは第一信号系と呼んだ。人では、ベルの音に対して唾液を出すように条件反射が作られたとすると、ベルの音だけでなく「ベル」ということばに対しても唾液が出てくるのである。「ベル」という音声または文字としてのことばは、食物が与えられることの信号であったベルの音をさらに信号するという「信号の信号」という意味から、ことばによる信号体系を第二信号系と名付けた。

パブロフはこの二つの信号系のはたらきの関係の違いから、人がものごとを認知し行動するその仕方の違いが説明できるのではないかと考えた。第一信号系のはたらきが第二信号系のはたらきよりも強い認知の型が芸術家型、これとは逆に第二信号系のはたらきが第一信号系のはたらきよりも強い認知の型が思索家型となる。

パブロフは次のように述べている。[5]「……まず二つの信号系の存在と、昔から持続的に影響してきた多様な生活習慣のおかげで、人間の集団が芸術家型、思索家型、そして中間型に分けられることを確認しなければならない。……一方の芸術家肌の人々は、作家、音楽家、画家などという種類の人であって、現実を隙間なく、完全にとらえる。この人たちは生きた現実を少しも砕いたり、分解したりすることなくとらえるのである。他方、思索家たちはあたかも現実をうち殺すかのように粉砕し、そこからある一次的な骨格をつくり、ついでその部分をあつめて新たに編成しなおし、こうして現実を蘇生させようとする。だがかれはやはり完全には成功しないのである」。

ここでディルタイを思い起こしてほしい。パブロフのこの記述にみられる芸術家型は現実を了解的にとらえようとするタイプであり、逆に思索家型は説明的にとらえようとするタイプであるとする構想と結びつく可能性はないのだろうか。つまりそれぞれが問題とする領域が違うという発想である。あるいはヴィンデルバントのいう、文化科学的傾向の強い人と自然科学的傾向の強い人というように方法の違いとして考えることもできるのではないか。言い換えると、個人の内部で起きている葛藤だと考えれば、領域か方法かという問題は解決できるのではないかということである。さらにまた、パブロフが中間型を考えたということは、彼が芸術家型と思索家型とを一つの次元の両端に置いて、連続的にとらえようとしていたことを示唆している。

しかしここまでの話はいわば理論上からの議論であって、現在を生きている人々からの証拠をもとにしたものではなかった。そこで思いついたのが、当時京都大学の院生で現在大阪学院大学の伊田行秀さんと一緒に、金沢大学の大岸通孝さんの協力の下で以前に作った、問題解決にぴったりの質問紙であった[6]。

この質問紙は思索家型と芸術家型の認知の型について、パブロフの弟子たちやロシアの心理学者たちの考えを参考にして作成されたものである。因子分析や項目分析などの統計的な分析検討を経て、最終的には思索家型を測る分析性・抽象性尺度と芸術家型を測る印象性・想像性尺度それぞれ一〇問、計二〇問の質問紙が出来上がった。表1にはそれぞれの尺度ごとに、因子負荷量の高いほうから順番に並べてある。これはここで特に重要なことだが、パブロフの想定に反して、芸術家型と思索家型とは別々の軸の上にあることがわかったのであった。回答は「はい」「どちらともいえない」「いいえ」の三件法で、回答が合致すれば二点、どちらともいえないは一点が与えられるので、最低は〇点、最高は二〇点となる。

思索家型の中心は、「分析や体系化、抽象的な考え方、あるいは理論的な説明をすることが多い」としてまとめることのできる項目である。その反対の軸は「見たもの、聞いたものをそのまま直接受け止め、自然や自分の回りの出来事を実際あるがままに受け止めることが多い」となる。これらの考え方のまとめが「理論的な科学」への好みとなってあらわれている。これらの尺度がヴィンデルバントのいう法則定立的方法への好みをあらわすとはしても、法則定立的方法＝自然科学領域に対する好

表１　思索・芸術家型認知様式質問紙

分析性・抽象性尺度
分析したり体系としてまとめたりすることが得意で抽象的な考えをすることが多い
抽象的なことをつかむのが苦手で理論的な説明もあまりできない（－）
見たり聞いたりしたものを細かく分析するたちである
見たもの聞いたものに対してそのまま直接受け止めることが多い（－）
作文を書くときは見聞きしたものを抽象的に一般的なこととして述べることが多い
作文を書くときは文章の流れは直接受けた印象や自分の気持ちの移りゆきにしたがって書くことが多い（－）
心の中で思い浮かべるものは具体的なことがらが多い（－）
理論的な科学が好きである
自然や自分の身の回りの出来事を実際あるがままに受け取ることが多い（－）
感じやすく気持ちの動きが大きいほうである（－）．
印象性・想像性尺度
歴史や地理の時間では出来事をありありと目の前に思い浮かべることができる
文学、歴史、社会、芸術が好きである
歴史や地理の時間では具体的な事実をよくとらえ，出来事を生き生きと述べることができる
想像力は豊かなほうである
作文を書くときは見聞きしたものを生き生きと感情を込めて具体的に印象的に書くことは少ない（－）
言葉を使わなければならない仕事をするのが好きである
言葉の使い方は流暢なほうである
感受性が高いほうである
空想の内容がしばしば大変あざやかなので実際にその場面を経験しているかのように感じられる
新しい言葉を覚えるのが楽しみだ

注：（－）は逆転して採点される項目

みであるといえるかどうかは断定できず、質問紙の内容からすれば理論的な科学というもっと幅広い領域に関するものでなければならない。

次に芸術家型の質問項目はというと、その中心は「文学、歴史、社会、芸術」に対する好みである。このほかに「出来事をありありと目の前に思い浮かべ、生き生きと述べることができ」、「想像力は豊かなほうであり」、「感受性が高いほうであ

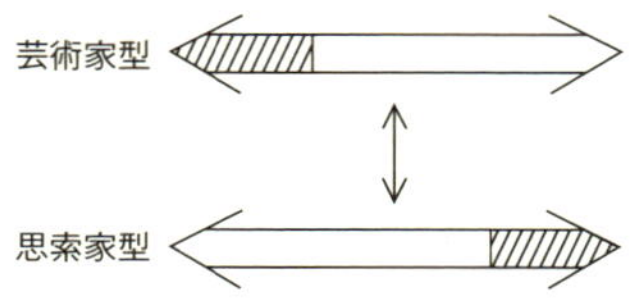

図１　芸術家型と思索家型の相互関係

る」と続く。また「言葉を使うことが好きで流暢である」。つまり芸術家型では人文科学領域に対する好みがはっきりとあらわれている。ヴィンデルバントのいう文化科学（人文科学と社会科学）領域を好む思考様式に合致した項目であるといえるだろう。

ここで注目してほしいのは、思索家型の反対の極を示す「見たもの聞いたものに対してそのまま直接受け止めることが多い」「自然や自分の身の回りの出来事を実際あるがままに受け取ることが多い」という項目についてである。この二項目は一見芸術家型の特徴を示すように思われるが、芸術家型の質問項目群との関係がないことからもわかるように、そうではない。芸術家型は、事物をあるがままに直接受け止めるのではなく、生き生きと想像力を交えてとらえ、表現するのである。つまり感情を込めて表現を行うのが芸術家型だということになる。

もう一方の芸術家型の質問項目には、「言葉を使わなければならない仕事をするのが好きである」「言葉の使い方は流暢なほうである」「新しい言葉を覚えるのが楽しみだ」と三つの項目が含まれている。ことばを覚えて使うということは、一見思索家型の特徴であるかのように思われる。しかしこれらが感情を込めて表現する行為の一環であると考えると、思索家型の項目のなかに入らないこともよく理解できるのではないだろうか。芸術家型では感情の役割を重視する。他方、思索家型ではそれをなるべく抑えようとする。ここに本書の最も重要なテーマである、認知における感情の役割というテーマが浮かび上がってきたことになる。図1には芸術家型と思索家型の関係を示してある。芸術家型と思索家型は調査の結果からわかるように別次元のタイプであり、また両者は全く無関係ではなくてお互いに結び合っていることが図から読み取れるだろう。

まとめ

話を出発点のディルタイとヴィンデルバントに戻して考えてみたい。まずは自然科学と精神科学あるいは文化科学の関係である。ヴィンデルバントによれば自然科学は「法則定立的」であるのに対して、精神科学は「個性記述的」であると特徴づけられるが果たしてそうであろうか。彼は自然科学では抽象と一般化という方法を通して、対象のなかに含まれている価値から離れ、一般的な関係を法則として定めていく方法をとると考えたが、分析性・抽象性尺度からもわかるように、この方法は「理論的な科学」一般に当てはまるものであって、自然科学固有のものではない。ヴィンデルバントのいう文化科学、つまり人文科学や社会科学の領域にも、理論的な科学の手法を使う領域は当然のことながら存在している。

芸術家型を測る印象性・想像性尺度はというと、これはまさしく人文科学領域の方法と密接に関係した内容のものである。そうであればこの反対の極にあるのが自然科学領域の方法ということになるだろう。第一〇章に後述するが、分析性・抽象性尺度は男性に特徴的な尺度であり、印象性・想像性尺度は文系と理系を区別する尺度であった。文系を人文・社会科学系に置き換え、理系を自然科学系に置き換えて考えるならば、ヴィンデルバントの考えは印象性・想像性尺度に対応することになる。

ディルタイのいう「自然を説明する」とは、「精神生活を了解する」際にみられる、想像力をはたらかせ感情を込めた、生き生きした一人称の世界としてではなく、三人称の目でもって対象を眺めることなのである。

● 「定位と収斂」という観点から

それでは、本書の各章を結びつける糸として提起された、「定位的」反応（指向性）と「収斂的」反応（指向性）という観点からこの章をまとめるとどうなるだろうか。定位（orientation）とは能動的な方向づけであり、収斂（convergence）とは異なるものを変更・移行させ、集約することを指している。この観点からは、ヴィンデルバントのいう「個性記述的方法」は定位的指向性と、また「法則定立的方法」は収斂的指向性と関係し、また同様に、ディルタイのいう「了解」は定位的行為によって、また「説明」は収斂的行為によって初めて可能になることになる。他方、ヴィンデルバントやディルタイの考えの具体的なあらわれである、芸術家型および思索家型との関係はどうかというと、芸術家型的傾向と非思索家型的傾向はともに定位的な指向性のあらわれであるが、感情の役割の違いで二つの型は区別されることになる。芸術家型的傾向の強まりは感情が加味された定位的反応の強化と結びついているが、非思索家型的傾向の強まりでは感情は加味されてはいないのである。

第二章　性格の類型にみる二つのこころ

こころのあり方の分類法としての性格類型論

こころのあり方をめぐってはさまざまな試みがなされてきた。現在では振り返る人はあまり多くはないが、二〇世紀初頭のドイツ性格学といわれている試みがその一つである。しかしその価値は現在でも十分にあると私は考えている。歴史を少し振り返ってみると、こころのはたらきをいくつかの領域に分けてみようという至極当然な試みは、古くはギリシャ時代に遡ることができる。この頃には、こころは三つの領域から成り立っていると考えられていた。プラトンによるとこの三つの領域は、欲望、情意、認識として示されていた。プラトンの弟子のアリストテレスによると、こころは植物性機能、動物性機能、理性（人間固有）の三成分に分類できるものとなる。しかしこれらの学説は思弁的・形而上学的なものであって、たとえばプラトンが欲望の座は腰部に、情意の座は心臓に、そして認識の座は頭部にあると考えたことからもわかるように、生物学的なあるいは大脳の解剖学的・生理学的事実とは大きくかけ離れたものであった。プラトンやアリストテレスの考えは、こころがいくつかの階層から成り立っているとする層位説といわれるものであるが、しかしこころの層構造的な考え方に生物学的なあるいは大脳の解剖学的・生理学的な基礎が与えられたのは二〇世紀に入ってからのことである。

ドイツの心理学者ゴットシャルトは、人格というものは知性的上層と内部感情的基底層の二つの主要層から成り立っていると考え、この人格の各層に及ぼす遺伝的素質と環境の力の割合を双生児法によって実証しようと試みた。ゴットシャルトによると知性的上層では遺伝素質の強さは環境の要因に比べると二、三倍であるのに対して、内部感情的基底層のなかの最下層にある根本気分では、この値が一二倍以上であって、ほとんど遺伝素質によって規定されているということになる。ゴットシャルトの研究にみられるように、ドイツ性格学では遺伝的なものを強調する傾向が強かった。ドイツ観念論の影響を強く受けたドイツ性格学は、変化するもののなかで変化しないもの、根底的なものを求めていった。ドイツ性格学の先駆けとして、カントの人間学を挙げることができるかもしれない。ドイツ性格学で遺伝的なものを強調すれば、どうしても基底的なものとしての感情が前面に出てこざるを得なくなってきた。

他方、こころのはたらきを上下といった垂直的な関係からではなくて、対等の水平的な関係から二分しようとする試みが多くの思想家たちや研究者たちによって行われてきた。発想の転換は、知的機能に対する情意機能の関わり方の違いから、知的機能の違いをみようとした点にあるとみることができるのではないだろうか。最も新しくは、左右の大脳半球のはたらきの違いに注目した分類がある。そこでは、知的機能に対する情意機能の関わり方が両半球で異なっていて、右半球は特に情意機能からの影響が大きいとされているので、分類の発想は違っているものの、結果的にはその他の水平的な分類と共通した側面が出ているのである。

表2には、これまでさまざまな立場の人たちが述べてきた、こころのあり方を二分して考えようとする分類について、その背景ごとに分けて記しておいた。いちばん上の分裂気質－循環気質、非統合的－統合的、負荷的－放出的、内向型－外向型、内向的－外拡的といった分類はドイツ性格学からのもので、それぞれの研究者が人間理解の本質だと考えたその原理に基づいたものである。[1] 分裂気質－循環気質の分類はいうまでもなく精神科医クレッチマーによるもので、精神障害の類型に基づいた体格類型（細長型と肥満型）に対応する性格類型である。この性格類型はまた、数多くの実験でその特徴が明らかにされていて、たとえば細長型の分裂気質は図形の色よりも形に強く印象づけられる形視者だが、肥満型の循環気質は形よりも色から強い印象を受ける。注意を要する作業では、分裂気質者はその行為の内容は量的には悪いが質的には優れていて、分析的であり個々のものに集中する。他方、循環気質者は量的に良いが質的に悪く、全体に気を配り

表2　こころのはたらきを二分する考え方

分裂気質	循環気質
非統合的	統合的
負荷的	放出的
内向型	外向型
内向的	外拡的
知的	直観的
明示的	暗黙の
能動的	受動的
連続的	非連続的
因果的	非因果的
収斂的	拡散的
言語的	非言語的・知覚的
言語的	視空間的
象徴的	視空間的
焦点的表示	拡散的表示
系列的	並列・同時的
慣例的	新奇性
収斂的	**定位的**
タイト	ルーズ
決定された	自由な

総合的である、などがある。

非統合的－統合的とは、個々のこころのはたらきが、交互に浸透しあい分離せずに共同して作用する程度によって定められる。イエンシュのこの考えは、知覚されたものが記憶として表象されているにもかかわらず、あたかも目の前に知覚していると感じられる直観像の研究から出発した。直観像として示される表象と知覚との相互浸透性の高さは、人の環境に対する関係のあり方の基本を示すものだと考えられた。相互浸透が強ければ統合型となり、個々のはたらきが分裂し孤立していると非統合型となる。

負荷的－放出的とは、アッハの対象化理論からきていて、人と対象とする世界との関係のあり方の違いが問題となる。それは、こころの内容をある対象に移すことが容易かどうかによって定められるものである。対象化の究極の原因は「自我面を意識から解放し、その結果として自我面をほかの種類の課題に対して明けておく」ようにせきたてる人間の「解放衝動」にあるという。残りの内向型－外向型、内向的－外拡的の分類はそれぞれユングとロールシャッハによるものだが、それらについては類型（タイプ）論の典型として後で取り上げることにしたい。

二番目の知的－直観的、明示的－暗黙の、能動的－受動的、連続的－非連続的、収斂的－拡散的、因果的－非因果的といったグループは、こころのあり方についてさまざまな人によってそれぞれの立場から述べられてきたもの、あるいは世間の常識として了解されてきたものをまとめたものである。

三番目の言語的－非言語的・知覚的、言語的－視空間的、象徴的－視空間的、焦点的表示－拡散的表示、系列的－並列・同時的という分類は、左右の大脳半球のはたらきの違いについてのものである。

いちばん下の分類四つはゴールドバーグと私のもので、この分類の意義についてはその都度必要に応じて述べることにしよう。収斂的‐定位的の分類は本書のなかでは重要なので太字で示しておいた。

表2を眺めてまず気づくことは、その分類の多様性と共に、それぞれの軸の左側のもの同士、右側のもの同士のあいだに共通性があるということである。その片側のほうに重みを置いて考え、左に重みのある人と右に重みのある人とで区別してみると、そこからそれぞれに特有のものの見方がでてくることになる。しかし対極に置く場合、両者の関係をどのようにみるかという観点から眺めると大きな違いがでてくる。たとえば二番目の知的‐直観的に始まる分類は、左端から右端、あるいはその逆への移行は段階的であるとみなすことができよう。たとえば因果的なものに少しずつ因果律に反する事象が含まれていって、最終的には因果律が全く含まれない非因果的なものへと移行するといった具合である。

大脳半球の左右差に基づいた分類はどうであろうか。これは構造的にはほぼ左右対称的であるが、はたらきのうえでは左右非対称的であるため、連続的にとらえることは、理論的にも実際的にも不可能なことである。つまり相互交流は両半球の連絡路を通して可能だが、反対側の半球に情報が伝達されると情報の内容の変換が何らかの形で行われてしまうのである。また同様に、進化論的な観点を加味した最後の四つの分類も、基本は大脳半球の左右差に基づいた分類であるので、連続的にとらえることはできないものである。

それでは性格類型論ではどうであろうか。性格類型論がそもそも、現実には存在しない理想型から出発していることからしてもわかるように、相互移行というものの想定はなかったものと考えられる。

また理論の基本となる理想型の想定に問題が出てくれば当然批判の対象となってくる。たとえば体質論から出発したクレッチマーの場合、類型のあり方それ自体に対する反論が多くなされた。類型論はある原理で典型的な性格を設定し、多様な性格を整理・分類して、性格の理解を容易にしようとする立場であるといわれるが、その前提自体が問題となったのである。

性格類型論の発展とその問題点

このようにして性格類型論はさまざまな問題を抱えていたわけだが、現在のパーソナリティ研究へと発展していく可能性はそのなかに残されていた。その一つは実験や調査によってその理論の確かさを確かめていこうとする、クレッチマーの気質論についての試みであった。このような方向性はまた、内向性－外向性についての独自の理論を作り上げていった、イギリスのアイゼンクの考えのなかにみることができる。本項では、アイゼンクの試みを中心にして、その考えを補うものとしてユングの内向性－外向性理論、およびロールシャッハによる内向型－外拡型理論を取り上げることにしたい。ユングの場合には、個人の内部で内向性と外向性は相互に交替することができるとしたところに特徴があり、ロールシャッハの場合には、類型を二つの軸に分け、軸の内部を連続的な変化としてみようとする試みとしてとらえることができるようなものであった。

ドイツ生まれでナチスに対する強い嫌悪からイギリスに渡ったアイゼンクは、パーソナリティや知能研究あるいは行動療法の創始者として広く知られている。彼の初期の著作『人格の構造』のなかで、類型論について次のように述べている。(2)「類型の概念は、アングロサクソン諸国の心理学者たちのせいで全然うまくいっていない。〈パーソナリティの心理学を著した〉スタグナーの〈タイプから特性の概念への移行は科学としての心理学の進歩とおおむね並行している〉という信念と彼らはおおむね同意見であるように思える」と述べ、アメリカの心理学者スタグナーが分類して図示した類型論の三つの考え方を掲載している（図2参照）。

スタグナーによれば、Aははっきりと境界線を引いて相互に排他的に分類するという旧来からのタイプ論となる。Bは特性論と多少とも同等だと考えられるタイプ論である。Cは真のタイプとは分布がマルチモーダルという点でBの特性論とは異なっていて、両端にそれぞれ山をもつことが、Aの旧来型とほぼ近いことになる。

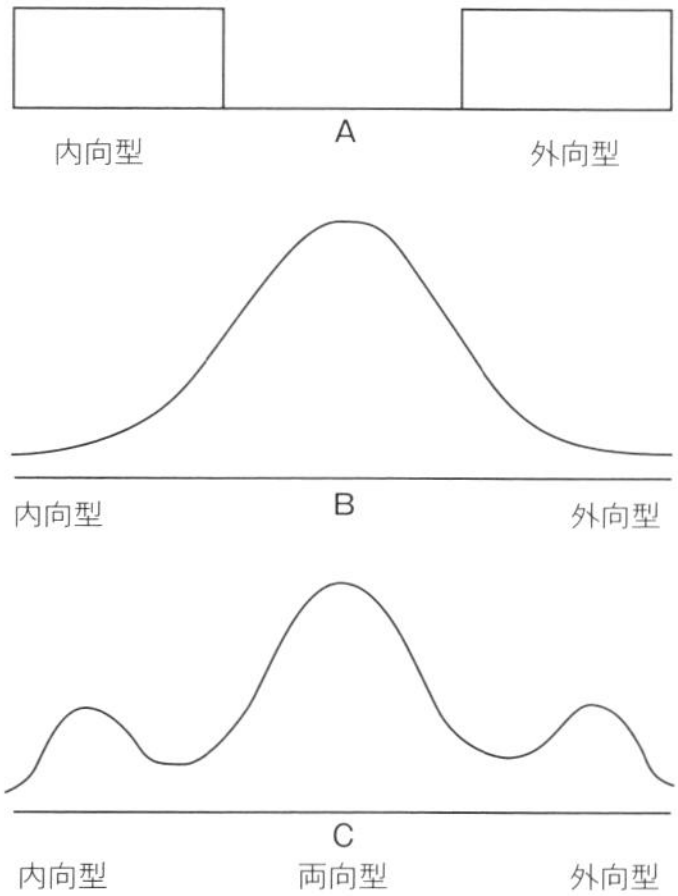

図２　類型論についての三つの考え
（Eysenck, 1953）

アイゼンクはスタグナーによるBとCの区別の根拠を問題にして批判を加えるが、ここで重要なことはユングとクレッチマーに与えた評価についでである。アイゼンクによればAをB、Cと区別したのはよいが、ユングやクレッチマーの理論や仮説を少しも反映していないとして、二人の考えについての誤解を正すために類型論についての二人の考えを詳しく引用している。

ここではその引用の概略を述べるだけで

十分だろう。ユングによると「誰もが内向性と外向性の双方のしくみをもっていて、どちらの力が強いかという相対的な力でもってその人のタイプが創り上げられる。……二つの心的機能のリズミカルな交替が生活の通常な経過であるが、外的環境や内的傾向が一方のしくみをたすけ、他方のしくみを制限することがしばしば起きるとするならば、それが慢性的になるとタイプがでてくることになる」。アイゼンクがここで強調したかったことは、タイプのあいだは非連続ではなく連続性のあること、そしてバランスの重要性であった。

アイゼンクによるクレッチマーのことばを部分的に引用すると、「……類型論というものは一般論から全く容易に推論可能なものであるが、種々の特質を取り扱っているなかで、単一の特質よりもより高次な相関関係を得るというのが類型論の領域での日常的な経験である。……数学的に統計的相関の焦点と呼んでいるものを、われわれはより叙述的な散文体で体質と呼ぶのである。……」

アイゼンクはユングとクレッチマーについてのこのような考えに賛意をあらわした後に、タイプ（類型）を次のように定義している。「特性が相関した行動的行為や反応傾向の一つのグループとしてちょうど定義されるように、類型は相関した特性の一つのグループとしてそこで定義される。この観点からは、特性と類型の概念のあいだの違いは、仮定された変数が連続的か連続性を欠くか、あるいは分布の違いにあるのではなく、類型がより多くのものを包含する概念であるという点にある」。アイゼンクがその考えを模式的に図示したものが図3である（教科書などでよく見かけるのは外向性についての模式図であって、外向性の場合、特性の水準は社交性、衝動性、活動性、快活性、興奮性となっ

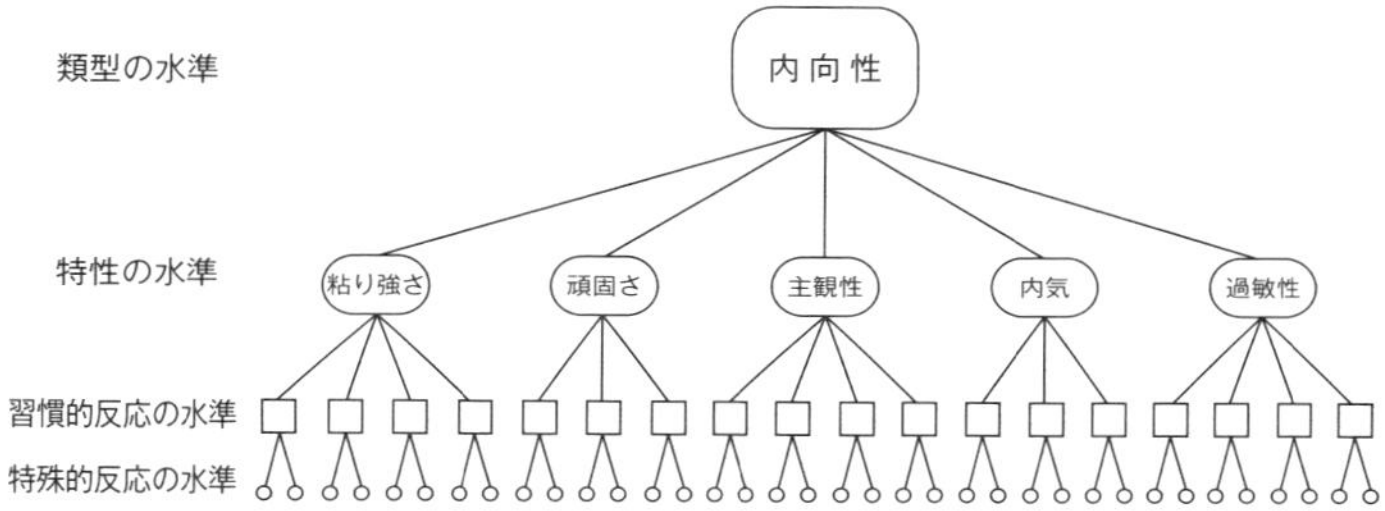

図３　アイゼンクによるパーソナリティの階層的組織化の模式図

ている)。

いま特性の水準と類型の水準だけに問題を絞って眺めてみると、内向性という類型の水準は、粘り強さ、頑固さ、主観性、内気、過敏性という五つの特性によって構成されていることになる。つまり内向性とは、五つの因子（ここでは特性）によって構成された一つの概念だということになる。同様に外向性は、社交性、衝動性、活動性、快活性、興奮性という因子によって構成されたもう一つの概念である。さらに内向性と外向性それぞれを構成している特性の水準にある因子は負の相関関係にあることが予想されることから、内向性と外向性とは負の相関関係にあるということになる。しかしユングも述べているように、内向性と外向性とは、共存できると同時に、内向性の強い状態、あるいは外向性の強い状態へシフトが可能なものとして図示すると、図４のようになるのではないか。図１の芸術家型と思索家型についての図と違うのは、内向性と外向性は交替が可能だという点であり、反転説を唱えたアプターらの見解に従うならば、内向性や外向性という概念は特性やタイプとしてとらえるべきではなく、むしろ「状態」としてとらえなければならないことになる。反転説の紹介と向性と

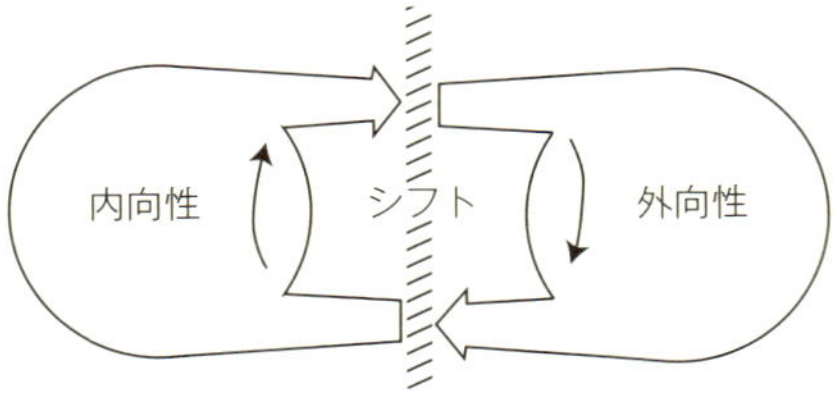

図４　内向性と外向性の概念図

の関係についての私の新しい提起については、別の著書に詳しいので参考にしていただきたい(3)。

ところでユングは、内向性と外向性の具体像についてどのように考えていたのだろうか。彼は一九一三年にそのあらましをフランス語で論文の形で発表しているが、オーストリアの心理学者ローラッヘルによる引用では(4)、内向型は「正常なら、内気で、思慮深く、引っこみ思案な人柄が特徴で、自分をやたらに表現せず、目標の前で尻ごみし、いつも何らか守勢の状態にあって、邪推深い観察のうしろにかくれたがる」。外向型はといえば「如才のない、見たところ率直で積極的な人柄にあり、与えられたどんな状況にもたやすく順応して、すばやく関係を結び、また、あるいは起こるかもしれぬ疑念などにはお構いなく、しばしば無頓着かつ盲信的に未知の状況にとびこんでいく」となる。私たちが常識的に理解している内向と外向の性格のさまざまな側面をよく言い表しているように思える。これらの側面は、アイゼンクによるパーソナリティの階層構造についての図式でいう「特性の水準」に相当すると考えることができよう。

それではロールシャッハ・テストで有名な、スイスの精神科医のロールシャッハの場合はどうだったろうか。彼はロールシャッハ・テストへの反応の結果から、外拡的な人と内向的な人とを区別した。同じくローラッヘルによるロールシャッハの文の引用では、外拡的な人では、「外に向かって生きようとする衝動、興奮しやすい運動性、不安定な情動性」が特徴的である。内向的な人では「内面的なはたらきや集中的な相互作用がまさっていること、安定した情動性と運動性、不器用な態度、現実への適応能力に乏しいこと、拡大的な相互関係に乏しいこと」が特徴的とされている。ロールシャッハは自分の類型を体験型と呼び、それは「人がどう生きるかではなく、人がどう体験するか」を示すものだとした。

この体験型はロールシャッハ・テストへの反応（体験）をもとに分類されるわけだが、外拡的な人と内向的な人を基本的な枠組みとして、両者とも高い反応を示す両向的な人と、両者とも低い反応を示す両貧的な人とを付け加えている。ここで注目すべきは外拡型と内向型とは矛盾しあうものであると同時に、両向型があり得るように共存することも可能だということを示した点にある。つまり外拡型と内向型とは元来別々の次元であるが、両者を橋渡しするものを通して同時に存在することが可能となるのである。内向性と外向性を説明するために描かれた図4を、ロールシャッハのこの考えを説明するために使用してみると、この図の解釈がよりはっきりするのではないだろうか。外拡型を外向性に読み替えてみると、左半分の反応が強い型が内向型で、右半分の反応が強い型が外拡型となる。左右の反応がともに強いのが両向型であり、両方とも弱いのが両貧型となる。ただしロールシャッハの体験型のアイディアのなかに、型のあいだの交替は想定されていないので「シフト」の部分が省かれることになる。

このようにして、内向性と外向性に関するアイゼンクの考えを反映し、またアイゼンクが高く評価したユングの考えをも包含した図が図4だと考えられるが、アイゼンクが作成した内向性と外向性を測定するために考案した質問紙はとなると、そのアイディアから離れた存在となってしまっている。アイゼンクのパーソナリティ理論を検討し、理論の生活面における適用である質問紙とのギャップを埋めるにはどうしたらよいのか、そのあるべき姿を眺めてみたい。

モーズレイ性格検査にみる特性の測定の問題点

アイゼンクはさまざまな観点からこれまでに行われてきたパーソナリティに関する諸研究を検討し、また独自の実験的研究や因子分析的研究を行った結果、内向性－外向性と神経症傾向―安定性がパーソナリティの主要な二つの軸であると結論づけた。内向性－外向性の生物学的基礎として、脳の上向性賦活系（第三章でいうエネルギーのシステムのはたらきのこと）による大脳皮質の興奮性の違いから内向性と外向性とを区別しようと考えた(5)。

内向性では上向性賦活系の強いはたらきを受けて、大脳皮質の興奮性が高いので条件反射は容易にできるが、外向性では上向性賦活系のはたらきが弱いため、大脳皮質の興奮性が低いので難しいのではないかと考え、いろいろな実験を行っていった。目の瞬きを使った眼瞼条件反応実験、脳波を使った研究、あるいは心理学の知覚や学習の実験、さらには学校現場での実験もあった。条件づけの研究結果は予測に反して明確なものではなかった。条件づけでの強化の状況によって異なってくるからである。これに対して感受性の違いによるという考えはおおむね予想に沿ったものであった。

アイゼンクのもとで博士号を取り、アイゼンクの後を引き継いだジェフリー・グレイは、内向性－

外向性がパーソナリティの基本的構造であるという説に対して反論を唱えた[6]。グレイはパブロフそしてパブロフの流れをくむロシアの心理学者の研究に強い関心を抱いていたが、自分の説をパブロフとアイゼンクの折衷だとしたうえで次のような説を展開している。彼は動物や人の目標指向的行動は、行動活性システム（BAS：Behavioral Activation System）、行動抑制システム（BIS：Behavioral Inhibition System）および闘争－逃走システム（FFS：Fight-Flight System）から成り立っていると考えた。

行動活性システムは報酬的な条件刺激に対する行動や罰がないという安堵をもたらす行動を活性化させる。したがってこのシステムは接近行動や積極的な回避行動の双方と関係するが、この行動と結びつけられる情動はおおむねポジティブなものである。行動抑制システムは逆に、新奇で、生得的に恐れをもたらすような、嫌悪すべきものとして条件づけられた刺激に対する行動を抑制する。動物は止まり、眺め、耳を傾け、力強い行為へと備えるのである。このシステムの活性化は、受動的な回避や消去と一致するような行動と結びついていて、この活性化は一般的に不安や恐れのようなネガティブな情動と結びついている。このようにして行動活性システムは報酬を、行動抑制システムは罰を信号することになる。

グレイは報酬に対する感受性と罰に対する感受性の相対的な関係から個人差を考えようとした。内向性では罰に対する感受性が報酬に対する感受性よりも強く、外向性では逆に、報酬に対する感受性が罰に対する感受性よりも強いと考えたのである。しかし彼のシステム論からは内向性－外向性ではなく、不安と衝動性がパーソナリティの基本構造ということになる。不安は内向性の、衝動性は外向

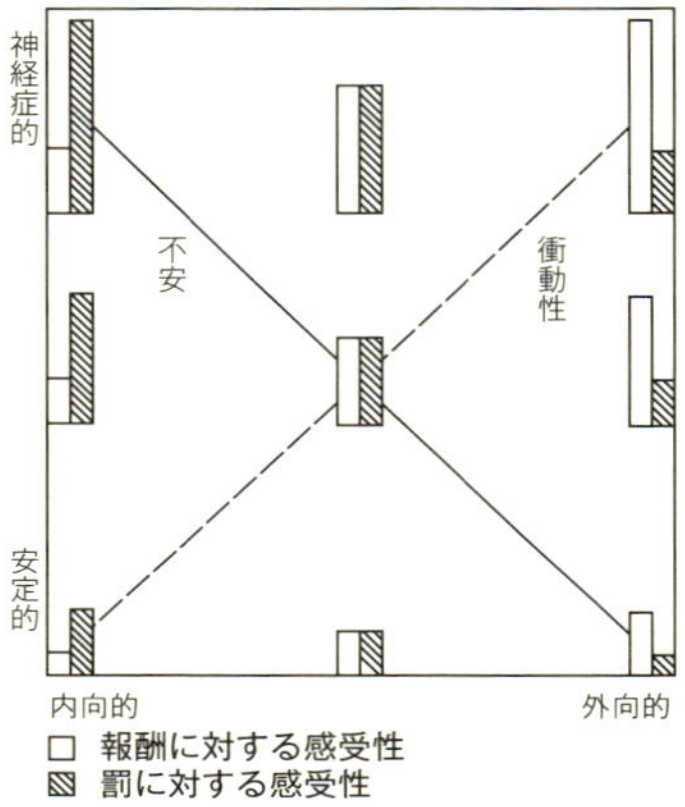

図５　ジェフリー・グレイによる
内向性ー外向性の新しい解釈

性の賞罰への感受性の特徴をそのままの形で残したまま、感受性の高さが最大に増大したものとして特徴づけられるわけである（図５参照）。アイゼンクは、内向性－外向性の軸と安定性－神経症的傾向の軸を直交させてパーソナリティ次元を二次元的にとらえようとしたが、グレイは図５から明らかなように、アイゼンクのモデルから四五度軸を回転させて、対角線上にあるパーソナリティ特性を軸の対極に置いてとらえようとした。つまり神経症的傾向が強く内向的なパーソナリティを不安の高いパーソナリティととらえ、安定的で外向的なパーソナリティである不安の低いパーソナリティを対極に置いて一つの軸とし、もう一つの軸には神経症的な傾向が強く外向的なパーソナリティを衝動的なパーソナリティととらえ、その対極には安定的で内向的なパーソナリティを置いて一つの軸としたのである。

グレイのパーソナリティ論は進化論的観点を含み、また私が提起した定位的－収斂的というこころの二分法とも密接に関係している。さらには第四章での、情動と左右の脳のはたらきとの関係についての議論でも重要な位置を占めている。そのことはさておいて、いまここでの議論で重要なことは、内向性と外向性が別々の軸を構成していること、そして内向性－外向性の議論で衝動性や不安の問題

表３　モーズレイ性格検査の一部分

人とすぐ知り合いになるほうですか
社交的なつきあいをするのが好きですか
新しい場所や新しい環境などにすぐなれる方ですか
自分は陽気な人間だと思いますか
異性のまえではははずかしがる方ですか（－）
きまじめすぎる方ですか（－）
怒りっぽい方ですか（－）
自分の気に入ったわずかな人としかつきあわない方ですか（－）

注：（－）は逆転して採点される項目

が重要な位置を占めているということである。

これまで取り上げてきたユングやロールシャッハ、そしてグレイ自身は、自分たちのパーソナリティ理論を質問紙という形で測定しようとはしていない。例外はアイゼンクである。ここでアイゼンクが作った、世界でよく知られまた日本でもよく使われているパーソナリティの検査の一つである、モーズレイ性格検査（ＭＰＩ）と日本で呼ばれている検査を検討することにしよう。この名前は、アイゼンクがロンドンのモーズレイ病院での神経症患者の観察から得たヒントから、このテストが作られたことに由来するものだが、原名はＭＰＩの名前のとおりモーズレイ・パーソナリティ・インベントリ（検査目録）である。アイゼンクが作成したパーソナリティ・インベントリあるいはパーソナリティ質問紙にはさまざまなものがあるが、その基本的な尺度構成は同じであり、ＭＰＩの場合には、内向性－外向性、神経症傾向－安定、それと虚偽尺度から構成されている。

この検査では、一つの次元の両端に内向性と外向性が並べられている。外向性の質問項目に「はい」と答えたら二点、「いいえ」と答えたら〇点となる。これとは逆に、内向性の項目に「はい」と答えたら〇点、「いいえ」と答えたら二点というように、点数の与え方が逆になっている。「?」にチェックしたらどちらの質問項目であっても一点が与えられる。

外向性の質問項目は表3の上四つを含めた一七項目、内向性の質問項目は下四つの（一）で示された合計七項目というように、質問項目の数は外向性に関するものが圧倒的に多い。また質問項目の内容をみると、内向性項目では「怒りっぽい」「はずかしがる」といったネガティブな情動と関係した項目が多いが、外向性項目では「社交的、環境に慣れる」といった社交性だけが前面に出て、外向性の階層構造の特性水準にあった衝動性や興奮性は背景に退いている。またたとえば、アイゼンク・パーソナリティ・インベントリに含まれていた「何かやろうとする前に立ち止まり、ゆっくり考えますか」「怒鳴られたら怒鳴り返しますか」という衝動性の項目はなくなっている。グレイからみれば、もっと衝動性と不安といった、外向性と内向性に特徴的な項目を入れるべきだったということになろう。いずれにせよ、外向性の項目が圧倒的に多く、また外向性の反対が内向性だとするこのような採点方法は、内向性と外向性とが別々の集団だとしたアイゼンクの理論的背景とは矛盾していることは明らかである。

まとめ

まずモーズレイ性格検査の問題点をまとめてみると次のようになる。モーズレイ性格検査によって測られているように、一つの集団の両端に内向性と外向性の人たちが位置するのではなく、むしろ図4のように別次元の集団として考えなければならないことは明らかだろう。内向性と外向性とが一つの次元にないとすれば、どのように測っていけばよいのだろうか。検査では内向性と外向性の質問項目をできるだけ等しくして、別個に測り、内向性得点、外向性得点として別々にあらわす必要があるのではないか。そのほうが検査を受けた人にとって、自分のパーソナリティをより的確にあらわすことになり、有益なことであるように思える。またこのような方法が、内向性と外向性とを質的に違ったものとして示すのではなく、質の違いを量的な値でもって示すわけである。

次にこの章で取り上げたパーソナリティ理論を振り返ってみよう。パーソナリティ理論は、こころのはたらきの個人差を問題にするわけだが、同時にそれはこころのはたらきの基本原理を説明するものでなければならない。ユングの内向性－外向性の理論は、その背景にユングの壮大な人間理解の理論があるわけだが、その基本的な構想は検証可能性という点からして問題であり、この本の範疇には入り得ないものである。ロールシャッハの理論は、ロールシャッハ検査という、ある限られた状況下から得られた結果を一般化して得られたものであり、またパーソナリティの測定方法も限定的である。

それではアイゼンクとグレイの二人の場合はどうなるのだろうか。アイゼンクの場合、確かに遺伝的環境的条件、あるいは脳科学的な基礎に関する検討をもとにして理論構成がなされている。しかしそこに欠けているのは、進化論的観点から人間発達の歴史をみる中から、パーソナリティを理解しようという視点であるように思える。その点グレイの場合、進化論的観点から動物や人に共通した一般法則をまず考え、その後で動機づけに基づく適応過程の個人差を検討したところが、注目に値するものである。グレイ自身は質問紙を作成していないが、彼のアイディアを受け継いだ研究者たちによって作成された行動活性・抑制システム尺度があり、情動のパーソナリティ特性研究に活用されている。

その詳細については第四章で検討することにしたい。

グレイの闘争‐逃走システム（ＦＦＳ）のアイディアは、この本の冒頭に述べたマクネーレージらによる、左半球は通常のよく知った環境下での習慣化された行動パタンに合うように、そして右半球は、環境での予期しない刺激を検知し反応できるようにと、特殊化されているとする構想に通じる側面をもっている。私の定位性‐収斂性というアイディアとの関連で述べるならば、定位的反応の結果、動物や人は、逃走するか闘争するかというういずれかの行動へと収斂していったということになる。

●「定位と収斂」という観点から

この観点から、内向性と外向性についてのユングとアイゼンクの考えを、グレイのモデルと関係させながら解釈してみたい。すでに述べたようにグレイは、内向性では罰に対する感受性が賞に対する感受性よりも強く、外向性では逆に賞に対する感受性が罰に対する感受性よりも強いと考えていた。その極端な形が内向性では不安の高さ、外向性では衝動性の高さとなってあらわれてくる。罰に対する感受性が高いと定位的活動は抑制されてしまう。逆に賞に対する感受性が高いと定位的活動は活発になる。このような内向性と外向性の基本的な形が、すでに紹介したユングあるいはモーズレイ性格検査による内向性と外向性の特徴、具体的な表現としてあらわれていると考えられるのではないだろうか。ユングによれば内向型は、「引っ込み思案で自分をやたらに表現しない」が、外向型は「見たところ率直で積極的な人柄であって、しばしば無頓着かつ盲信的に未知の状況にとびこんでいく」のである。

第三章　脳モデルにみる二つのこころ

第二章では、性格論からみた二つのこころとはどのようなものであるか検討してきたわけだが、それらは脳のはたらきと密接に関係していた。たとえばパブロフは思索家型では前頭葉が関係する部分が多いが、芸術家型では大脳全体が関係していると考えていた。アイゼンクもまた、内向性－外向性のモデルを考えるに際しては常に脳のはたらきを念頭においていた。グレイの場合には、彼のいう三つのシステムと関わりのある脳システムを常に念頭においていた。

しかしここで脳のはたらきについていってもさまざまな見方があるだろう。パーソナリティとの関わり、次章に述べる知能検査との関わり、そしてこれから論をさらに発展させ包括的な見方をしていくためには、ロシアの神経心理学者のルリアの脳モデルが私は最も適していると考えているので、それを紹介していきたい。

ルリアは臨床神経心理学者として、脳のさまざまな場所に損傷を受けた患者の治療と研究にあたってきた、世界的に名の知られているロシアの心理学者であった。死後三〇年以上経った今でもその影

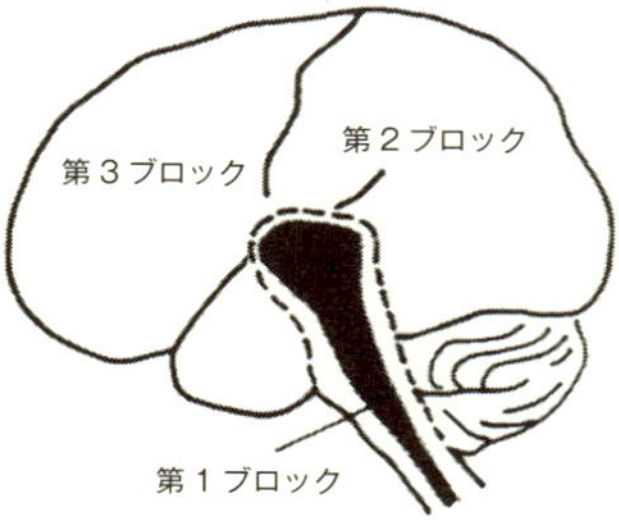

図６　ルリアの脳モデル

響は計り知れないものがある。子どもの精神発達を、行動調整機能という観点から研究したことでも知られていて、最終的には前頭葉による行動調整機能の発達と障害に関する研究へと発展していった。五〇年前に京都で彼に会ったときのその印象は忘れがたい。ルリアは脳をそのはたらきのうえから三つのシステムに分けて理解しようとした（図６参照）。

一つは大脳にエネルギーを供給する脳幹部のシステムである。これが第一ブロックあるいは第一機能系と呼ばれるものであって、脳を目覚めさせたり何かに注意を向けたりするはたらきをもっている。次は大脳皮質の後半部の、情報を入力し分析するシステムである。これが第二ブロックあるいは第二機能系であって、見たり聞いたり、触れたりするという五官が関係するシステムである。次は大脳皮質の前半部の、行動を計画し出力するシステムで、これを第三ブロックあるいは第三機能系という。前頭葉がこの部分にあたる。ブロックという名は、それぞれが一つのかたまりとしてのまとまりをもっているという意味からきていて、また機能系とはそれぞれのブロックははたらき（機能）のうえからも分けることができるという意味である。

それぞれのブロックをはたらきのうえから細かく分け、彼のいう第一ブロックをエネルギーのシステム、第二ブロックを入力と総合のシステム、そして第三ブロックを計画と出力のシステムと名付け、わかりやすくしたものが図７である。[1] 入力と総合、そして計画と出力の二つのシステムには一次、二

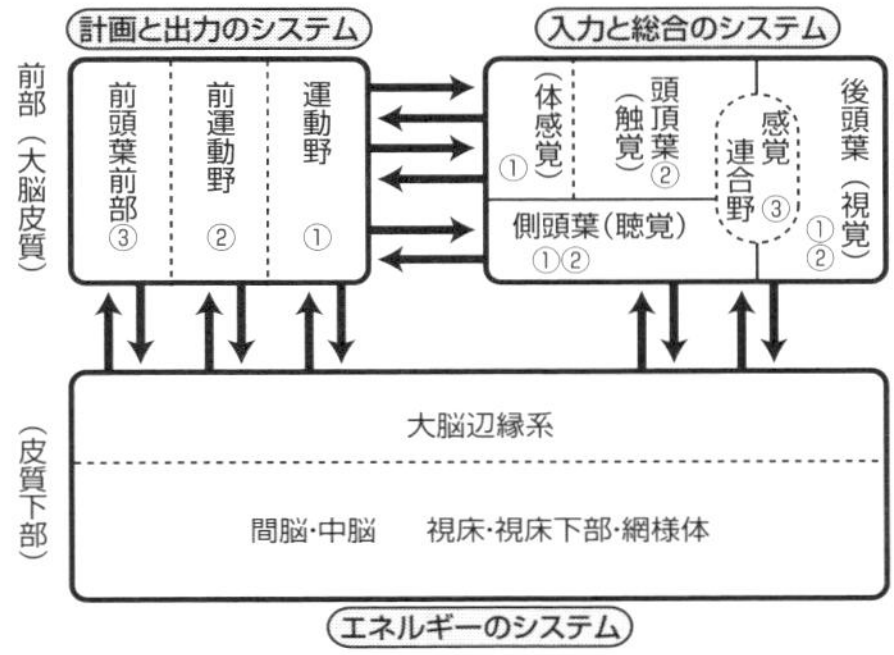

図７　ルリアの脳モデルをくわしく筆者が描いた図

次、三次のサブシステムがあり、一次から二次、二次から三次と高次になるにつれて、そのはたらきは脳の構造から離れて自由になっていく。つまり高次になればなるほど経験の影響が大きくなっていくのである。ここで注意しなければならないのは、入力と総合のシステムでは、情報は一次から二次、二次から三次の中枢へと流れていくが、計画と出力のシステムでは逆に、三次から二次、二次から一次の中枢へと逆向きに流れていくということである。つまり入力と総合のシステムでは下から上へと流れていったのが、計画と出力のシステムでは上から下へと情報は伝達されていくのである。

エネルギーのシステム

人間の脳は、大脳半球と小脳と脳幹から成り立っている。このなかで脳幹の中脳と間脳そして大脳半球の大脳辺縁系がエネルギーのシステムである。中脳は、大脳辺縁系、視床下部と網様体とを結ぶ重要な部位で、視覚や聴覚に関与する部位もある。中脳の中心部には、神経細胞や神経繊維が、網の目のように複雑に入り混じっているために、網様体と呼ばれている部分がある。私たちが身体の外部・内部から受け取った感覚刺激は、延髄から中脳を経てさらに上に上っていく（上行経路）が、この経路はそのまま直接、それぞれの感覚の種類に応じた大脳皮質の対応する部位にいくものと、途中で枝分かれして、中脳網様体に入ってこれを興奮させるものとがある。この中脳網様体（脳幹網様体）の興奮は、大脳皮質に広く投射され、皮質全体の目覚めの水準に影響を与えるはたらきをしている。この中脳網様体がエネルギーのシステムの重要な役割を担っている。

間脳は、視床、視床下部などに分かれていて、脳内の神経繊維の中継核であり、感覚の下位中枢である。それらのうちで、痛覚、温度覚などの原始的感覚は、苦痛、快、不快などの情動を引き起こす。視床のほかの部分は、大脳皮質に到達する感覚刺激に変調を与え、調整を加えることによって、注意の集中的配分や、認識の統合作用で一定の役割を果たしている。視床下部は間脳の基底部にあって、睡眠、覚醒という興奮水準を定めるうえで重要な役割を果たすほか、自律神経系の中枢として生命的機能を調節する役割、あるいは情動や気分をつかさどる役割をもっている。

脳の最上部にあり、大きく隆起した左右一対のかたまりが大脳半球である。大脳半球表面の灰白色の薄い層が大脳皮質であり、新皮質と呼ばれている。大脳辺縁系は新皮質に対応する、はたらきのうえから設けられたシステムのことである。大脳辺縁系は味覚や嗅覚などの原始的感覚を調整しているほか、視床下部と密接な連絡をとりながら自律神経系の活動を調整している。大脳辺縁系の海馬とその周囲の部位は、情動や本能的行動にとって重要な役割を果たしている。

大脳辺縁系の海馬には、記憶すべき対象に注意をし、覚えるべきかどうかを決定するというような、記憶の前提条件となるようなはたらきをする神経細胞が多くある。海馬に大きな損傷を受けると、記憶の障害、特に新しく記憶を形成していく能力に障害がみられる。また記憶しようと、注意を集中することができなくなる。海馬に多数存在しているニューロン群は、視覚や聴覚のような、感覚に特有な刺激には応答せずに、刺激が新奇であり、注意を払うに値するものであるときに反応するのである。また、大脳辺縁系にある扁桃体は、情動反応の処理や記憶で重要な役割を担っている。

ここで注目しなければならないのは、大脳の高次の領域、特に皮質から下位の視床や視床下部へ影響を与えるという、網様体への逆向きの刺激作用である。この下向きのはたらきによって、皮質で加工された人間の高次の思想や欲求は、皮質下の情動や欲求中枢に影響を与えることができるようになる。変調され、調整を受けた情動や欲求は、行動として表にあらわれる一方、他方ではこの変調・調整により、上向きの活性化のシステムそれ自体も変調・調整を受け、結果的には皮質で形成される高次の思想に、新たに加工された情緒的色彩が添えられることになる。前掲の図7には、上向きと下向きの刺激作用が矢印で示されている。

入力と総合のシステム

大脳皮質の中心溝より後の部分は、視覚・聴覚そして触覚と関係した中枢のある場所で、ルリアは第二ブロック、または第二機能系と名付けた。第二ブロックは、情報の受容、分析、貯蔵を行うシステムである。その領域は、頭頂葉、側頭葉そして後頭葉と分かれ、それぞれ触・体知覚、聴覚、視覚の情報を分析し、符号化し、それらの情報を記憶として貯えるはたらきをしている。

視覚、聴覚などの皮質中枢には、それぞれ一次感覚野と二次感覚野がある。一次感覚野では、末梢の目や耳などの感覚器官からきた情報は、それぞれの特性に細かく分析される。他方、二次感覚野では、分析され細分化されたこれらの情報を加工し統合し、相互に関連のある力動的なシステムとして符号化される。

一次と二次感覚野の上に、さらに複雑なはたらきをもった三次感覚野があり、これは感覚－感覚連合野ともいわれている。二次と三次の感覚野では、左右の大脳半球のはたらきが違ってくるが、二次よりも三次の感覚野のほうが、この違いはさらに進んだものとなっている。三次感覚野は、頭頂部、後頭部、側頭部の接する領域にあり、この部位に損傷があっても、視覚、聴覚、触覚などの感受性が脱落したり、個々の対象の視知覚とか、単語の意味や理解に障害を受けたりすることはない。時々刻々と絶え間なく、継時的に入ってくる情報を、時間軸を圧縮して、同時的で空間的な情報へと統合加工するようなはたらきが障害される。この部分に障害があると、そばにある個々の対象が何であるかがわかっても、それらが空間的にどのような配置にあるかわからない。絵をみても絵の主題（テーマ）がわからない。空間的な定位に障害があるため、自分がどこにいるかわからない。左右の区別、時計の針の位置がわからないため時間がわからない。算数の加減乗除の計算で、位取りを間違えてしまう。空間的配置の把握が難しいため、「兄の父」と「父の兄」の意味の違いがわからない。複雑な文法構造を理解したり、論理的操作をしたりすることが難しい。

これまで述べてきた入力と総合のシステムのはたらきは、次項に述べるプログラムをし、行為をコントロールするという、計画と出力のシステムとの共同作業がなければ、完全な形で遂行されることはない。なぜならば、絵を眺めるという視空間的な作業でも、何に注意するかという意図、そして視空間的な位置関係の意味的な把握、そして最終的には、絵についての評価を下すという、計画と出力のシステムとの共同作業が必要とされているのである。

計画と出力のシステム

次は系統発生という進化のなかで、人間で特に著しく発達している前頭葉のはたらきが関係したシステムについて触れる。図7の運動野が一次中枢、前運動野が二次中枢、前頭葉前部が三次中枢である。第二ブロックの内容を定める手助けをするのが第三ブロックの役目である。つまり第二ブロックに次々と入ってくる情報の何が必要で、何が必要でないのかを取捨選択し、新たに編成しなおし、同時的総合の系へと送り返す役割を担っている。第一ブロックからの動機づけ・感情・欲求のはたらきが、第三ブロックでの情報の取捨選択に彩りを与えてくれる。ここでは、これからやろうとする行為を計画したり、それを実際の出力へと移したりするはたらきをしている。また計画し実行したことが、最初の意図にうまく合っていたかどうかの判断を行う場所でもある。

第二ブロックと第三ブロックのあいだに中心溝という深い溝があるが、この溝の前面が一次運動野で、それぞれの運動に対応した場所が上から下へときれいに並んでいる。たとえば指の運動と関係する場所では、小指、薬指、中指、人差し指、親指と順々に並んでいるが、そのなかでも親指の占める面積が非常に大きくなっている。これは親指のはたらきが、手の運動のなかで特に重要なためである。二次運動野（前運動野）は一次運動野の前にあり、一つひとつの筋肉の運動を、目的にかなうようスムーズにはたらかせるために必要な運動の統合・協調作用を行っている。運動が滑らかに、体系的に行われるためには、一つの環から他の環へと運動を切り換える必要があるが、ルリアはこのようなスムーズな切り換えを音楽のメロディに模して、「運動メロディ」と呼んだ。

前運動野に接した部分に前部眼球運動中枢があり、能動的に眼球を動かす役割を担っている。この部位が損傷されると、たとえば実験者の教示にしたがって、絵のいろいろな部分に能動的に視線を向けることができなくなる。しかし対象を追跡するという受動的な運動は、そのまま残っている。運動言語野であるブローカの中枢は、同じく二次運動野に属している。したがってブローカの失語症は、言語の運動メロディの障害とみなすことができる。前部眼球運動中枢の損傷でみられた能動的な眼球運動の障害と同様に、能動的に自分から、または医師の教示にしたがって、意識的にことばを使って表現できない。しかし眼球運動でそうだったように、意図的ではなく何気なしに、受動的にはことばを表現することはできるのである。

二次運動野の前方にあるのが三次運動野で、前頭前野または前前頭野と呼ばれている。この領域は人で特に著しく発達していて、大脳皮質の約三分の一を占めている。この領域はまた、成熟がいちばん遅い。第三ブロックの最高の地位を占めるこの三次野は、第二ブロックの三次野に比べて、人間の行動を調整するという点では、より普遍的な役割を果たしている。したがって、大脳皮質のすべてのほかの領域の上に立つ超構造をもっていることになる。

前頭葉は、三つのブロックのはたらきをコントロールする役割をもっている。そこがやられると、一つには、第一ブロックのはたらきへのコントロールがきかなくなり、また自分の行動をモニターして、行動に一定の判断を与えるというシステムに障害がでてくる。モニターされる行動が自分の精神状態である場合には、モニターの障害は精神的障害としてあらわれてくるだろう。また自分の日常的行動や性格に向けられる場合には、それらのコントロールができなくなってくる。

ここで前頭葉のはたらきをまとめるうえで、ルリアが行った三つの区分は非常に有用である。第一の部分は、第一ブロックの扁桃体を含んだ大脳辺縁系の一定部分の構造と結びついた、前頭葉の基底(眼窩)部分である。この部位の損傷によって、感情の抑制が全般的になくなり変化する。それとともに精神過程の抑制もきかなくなる。感情の抑制がきかなくなると、自制のなさ、荒々しい情動的な爆発、性格の大まかな変化が生じる。精神過程の抑制がなくなると、統制のきかない衝動性やばらばらの行動が出現し、計画され組織化された知的活動があらわれなくなる。

第三ブロックの第二の部分は、網様体や視床と密接な関連をもった、前頭葉の内側部である。下向きの神経経路を通して、網様体のはたらきを調整し変調するしくみに障害がでてくると、行為の意図と結果を比較照合してある判断を下すという、システムの基礎の障害を生じる。その結果として、精神過程を意識的に選択的に調整するはたらきに障害が生じる。

第三ブロックの第三の部分は、前頭葉の外側部(凸状の部分)であって、一次、二次の運動野のはたらきと密接な関係がある。この部分に損傷を受けると、運動や行為をまとめ上げるはたらきの障害、運動プログラムをまとめ上げるはたらきの障害をもたらす。その結果、運動が固執したり、運動プログラムが病的に不活発になったり、行為を調整するはたらきが障害を受けたりする。

前頭葉の特に第二と第三の部分の、特に知的な行動と結びついたはたらきについての、実験的な研究の基礎は動物実験から得られている。イヌやサルの実験から、前頭葉損傷の動物は、反応を遅らせおあずけをして待つという遅延反応ができなくなる。固執反応がみられる、注意の集中ができなくなり、反応の過剰がみられる、感覚－運動の統合ができなくなるなどの変化がみられた。つまり行動のコントロールができなくなったわけである。

人での研究としては、カナダの神経心理学者のミルナーが考案したウィスコンシン・カード分類テストがある。カードを、ある原則にしたがって分類するのが課題だが、その分類が終わると今度は新しい原則で分類しなければならない。このようにして、次から次へと新しい原則で分類を進めていくわけだが、前頭葉損傷患者にとって、この作業は大変難しい課題である。つまりカード分類テストでは、「以前に確立された反応パタンに打ち克ち、新しい反応パタンを確立する能力」が求められているわけだが、この患者では反応が固執するため課題を遂行することができない。ルリアの分類でいえば、前頭葉の第三のはたらきである前頭葉前部の、行為のプログラムの障害だということになる。

以上述べてきたことを、まとめてみると次のようになる。前頭葉は、知的操作の手段を準備し、感情をコントロールし、それに行動を意識的に調整する意志作用をはたらかせるという、「知情意」という人の行為の三つの側面を統合する役割を担っている。第三ブロックは、第一ブロックからエネルギーを提供され、また他方ではこのエネルギーを効果的、意識的に調整する。第三ブロックは第二ブロックから、知的操作の材料を受け取り、それに加工を加えて第二ブロックに送り返す。他方では、加工された結果を行為として表現する。この加工の過程と成果が内部に向けられた場合、これが思考であり、外に向けられた場合が外的行為だということになる。この外的行為の最高の形態が、ことばをしゃべり、相手に意志を伝えるという、外言ということになる。

脳モデルの二つのこころ

これまで述べてきたことをまとめてみたのが図8である。

第一ブロックのエネルギーのシステムは、「欲求・感情・動機づけ」として示されていて、図にあるように第二、第三ブロックのはたらきを下支えしているものである。第二ブロックの入力と総合のシステムは「概念・知識・理解」、第三ブロックの計画と出力のシステムは「推理・思想の展開・判断」として示されている。第二ブロックの概念・知識・理解とは、左半球では言語図式といわれているもので、語彙・言語的知識・言語的理解を指している。右半球では空間図式といわれているもので、視覚的記憶・形象的理解・直観的認識を指している。これが同時総合といわれているものの中身である。しかしこの空間図式の障害と考えられる左右の区別や時計の針の読みの障害は、同時に言語図式の障害と考えられる「父の弟」と「弟の父」の区別の障害、算数の位取りの障害などを引き起こすことから、両者は密接に関係しているのである。

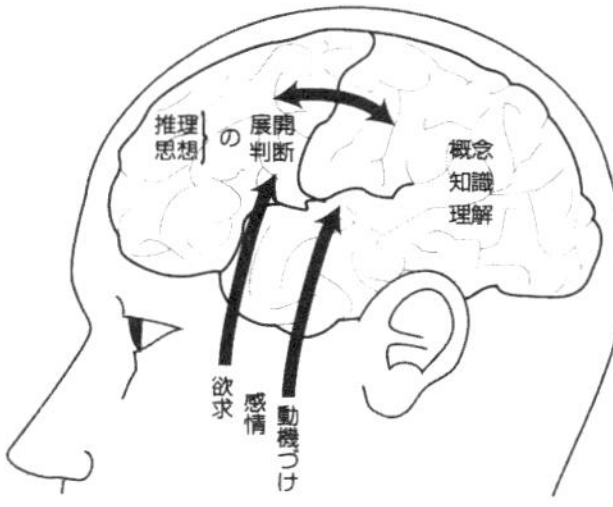

図8　ルリアをもとにして筆者が作成した脳モデル

他方、第三ブロックの推理・思想の展開・判断とは、左半球は言語プログラミングによる言語的推理や算数的推理そして思想の展開のことを指している。右半球は空間プログラミングによる運動や技能そして直観的な操作を行っている。これらをまとめて系列的展開と呼ぶことができるだろう。この系列的展開の基本的な形は、カナダの神経心理学者のミルナーが左右の前頭葉に損傷を受けた患者で行った順序性の記憶実験で、みごとに示されている。左前頭葉損傷者では時系列的に出された単語の順序の記憶、右前頭葉損傷者では時系列的に出された抽象画の順序の記憶が悪かったのであった（詳しくは第七章参照のこと）。

まとめ

この結果をもっと一般化して述べると次のようになる。系列的展開とは、同時総合のシステムから展開すべき材料を「選び出し」、それを一定の順序に「並べ直し」、思考、発話、手足の複雑な動作、イメージなどの形で「展開」していくことである。

この脳モデルからみた二つのこころとはどれを指すのだろうか。図に示されているように、欲求・感情・動機づけのシステムは他の二つのシステムを下支えしているものであり、知的な行動では主役を演じるものではない。しかし内向性‐外向性について述べたように、欲求・感情・動機づけのシステムは、大脳皮質にある二つのシステム、特に系列的展開のシステムとの力関係として個人の行動の型に影響を与えている。これに対して、同時総合のシステムと系列的展開のシステムとは相互関係を通して、こころの知的なはたらきの脳的な基礎としての役割を果たすことになる。前者によって「知識としてまとめられ貯蔵されたこころ」が、後者によって「展開するこころ」が支えられるというわけである。この二つのこころは、第五章の知能モデルでいう結晶性知能と流動性知能に対応することになる。

第四章　情動と認知を左右する二つの脳

作話・錯読をする右半球

前章では、ルリアのモデルをもとに脳と二つのこころの関係を問題にしたが、第二、第三ブロックのなかでの、左右の大脳半球のあいだの関係についてはほとんど述べられていなかった。したがってこの章では、左右の半球のはたらきと結びついた二つのこころについてまず、右半球は主に定位的な応答に、左半球は主に収斂的な応答にと、進化の過程のなかで特殊化されていったとする私の観点、および情動と認知の関係から問題を眺めることにしたい。なおこの章では英語でemotionと呼ばれるこころの状態のことを「情動」と呼んでいる。emotionは通常、感情と訳されることが多いが、「感じ」という意味を含んだfeelingや、「気持ち」という意味を含んだsentimentも感情と訳されることがあり、また日常では感情は情動や、気分、情操を含んだ総合的な意味合いで使われているので、それらと区別するために情動の用語を使うことにした。

この章で問題にする左右の半球はよく知られているように、解剖学的にはほぼ左右対称であるが、そのはたらきは対称的ではない。このことは機能的非対称性と呼ばれているが、言語音と環境音に対する左右半球での脳波の反応が、新生児ですでに異なっているという結果が示しているように、生まれつき存在しているものである。しかしことばを聞いてしゃべる環境から長い間遮断された状態で発見され、後にジーニーと名付けられた少女の例が示すように、左右の半球のはたらきを発達させるような環境がなければ、育たないばかりかその存在さえもが疑われる状態になってしまうのである。通常は二つの半球は交流しあいながら発達することを通して、それぞれ独自のはたらきをもつようになるわけだが、その後、外科手術によって両半球の交流が断たれた状態（分離脳と呼ばれている）になると、左半球で見聞きしたものと右半球で見聞きしたものとが統合されないため、それぞれの半球は別々のこころをもっているような状態を示すといった、極端な事例がみられることになる。

一例を示すと分離脳の患者では、右半球に絵を見せられると絵の目につく情報だけに定位してしまい、しかも情報が左半球に伝えられないため、言語報告をする際の語句や文章に飾り（文飾）や偽りのことば（虚言）を行うといったような作り話（作話）的な「穴埋め」現象がみられるのである。「銃をもった男」の絵を右半球にみせられた患者は、「銃だ。ホールドアップだ。銃をもった男が銀行の窓口係をホールドアップさせている。しかし二人のあいだにはカウンターがあってすぐにはいけない」と述べ、右半球からの情報の不足部分を穴埋めするのであった。しかも患者はこれが推察によるのではなくて、事実を述べていると信じていたのである。通常の場合には銃をもった男の絵の情報は右半球で定位探索され、最終的には、その絵にふさわしい左半球による言語表現となって収斂するのだが、それができないためにこのような虚言がでてきたものと考えられる。

脳梁がまだ十分に発達していない子どもたちでも、よく似た現象がみられる。ジョゼフらによる研究では、(1)絵を見せてその名前を聞くという幼児の語彙検査を使って、四歳、七歳そして一〇歳の子どもたちを対象に実験が行われた。検査の絵は、たとえば誕生祝いのケーキの上の四本のローソクの火を吹き消している少女を描いたもので、この絵を短い時間、右側の視野（脳梁を介さない左半球への直接的な経路がある）、左側の視野（右半球への直接的な経路）あるいは正面（両半球への経路）に見せて、何がみえたかを答えてもらった。そうすると左側の視野に絵を見せた場合に年少の子どもでは、「ドラム」だという答えが多くみられたのである。ケーキの上のローソクと女の子についての右半球からの情報が、発達が未熟な脳梁を通過する際に脱落して左半球に送られたと考えると、ドラムとして報告される可能性が高いという理由から、ジョゼフらはこの現象を「脱落」と呼んだが、考えようによってはこれも作話の一種であるといえるかもしれない。

彼らの分類に従うと年齢が高くなるにつれて脱落は減少するが、すべての年齢で右半球に絵が出されたときのほうが、左半球に出されたときよりも脱落が多かった。作話も同様であって、年齢が上昇するにつれてその数は減少するが、すべての年齢で右半球に出された絵のほうが作話は多かった。よく考えてみると右半球はもともと、絵の処理では左半球よりも優れているので、絵そのものはちゃんとみえていたはずである。絵そのものがみえるということと、その絵が何の絵かわかるということは別問題ということになる。誕生日には、年の数だけローソクを立ててローソクの火を吹き消すものだという知識は、ルーチン化した体系として左半球にたくわえられているはずである。絵とこの知識が照合できてはじめて絵の意味が理解できることになる。したがって両半球の交流が不十分な場合には、分離脳患者の場合と同様に、子どもの目が定位されたと推定されるケーキの部分だけに基づく作話(脱落もこのなかに含まれるとすると)が生じたと解釈できるのではないだろうか。またこの研究ではっきりしたことは、一〇歳でも脳梁の発達はまだ十分でないということであった。

作話と類似した現象を意味的錯読症でみることができる。意味的錯読症とは、これは読みなさいと指示された文字が不正確に読まれ、意味的に関係した別の語に置き換えられてしまう現象のことである。それは左半球に損傷があり、右半球で文字を読まなければならないときに起きるものと考えられている。また情動的なことばで起きやすいことも知られている。この意味的錯読症は観点を変えれば、左半球で情報が処理できないために起きるための右半球的な方略による読みであるということになる。左半球のたすけを借りることができない右半球は、文字そのものに定位するだけであって、かつてその文字を読んだときに受けた情動性や具体的イメージとの結びつきに頼らざるを得ないことになる。

スイス・チューリッヒのレガルドとランディスは[2]、意味的錯読症に類似した現象を、脳に損傷のない正常な大人を使って実験的に作ろうとした。チューリッヒはドイツ語圏なので実験にはドイツ語の単語が用いられ、左視野(右半球)あるいは右視野(左半球)に、文字であることはわかるが、正しくは読みにくい程度に瞬間的に単語を見せ、後で何が見えたか報告させた。意味的な錯読は予想された通り、左視野に提示されたときに圧倒的に多くみられた。表4に示された錯読はすべて左視野に出されたときのものであって、矢印の左側は呈示された元の単語、右側は報告(錯読)された結果である。ドイツ語をそのままの形で出した理由は、意味的に関連してはいるが、視覚的あるいは音韻的に類似したものは、このなかにほとんど含まれていないことを示すためである。Blut と Braut とは視

表４　左側の文字が瞬間的に左視野に出された時の錯読の例

Blut（血）	→	Ende（終わり）
		Braut（花嫁）
Erde（地球、大地）	→	Wasser（水）
		Ruhe（平静、平和）
		Krieg（戦争）
Lust（快楽、喜び）	→	Liebe（愛）
		trinken（飲む）
		Mahl（食事）
Zeit（時間）	→	jetzt（いま）
		Zug（列車）

覚的にも音韻的にも似ていなくもないが、むしろ深い意味を含んだ錯読とすべきだろう。全体的にみて、もとの単語と錯読されたことばのあいだには、感情的な関連づけを伴った意味的なつながりがあることがわかるだろう。

このようなわけで、文字がよくみえなかったので、似たような綴りの単語を述べただけではないことがわかるのではないか。文字を視覚的な空間的配列として眺めてみると、右半球のほうがよくみえるはずである。文字はそれが読まれることによって、音声言語と結合して意味をもつようになる。音声言語つまり話しことばは、それが意味を担っているがゆえに、外言という形でもって人と人とのコミュニケーションの手段となり、またそれが自分に対する話しことばとなって、やがては内言として人の思考の手段となったと考えることができる。左半球で処理される文字は、このような音声言語と結びついたものだった。左半球での文字は、それはすぐさま読みへと変換され、意味と結びつくことができるような性質のものだった。文字と意味とのこのような結びつきは、右半球では保証されていなかったので文字として読まれることは容易ではなかった。文字はかろうじて正しく読まれるか、あるいはかつてその文字をみた際に思い浮かべた連想からくる単語が答えとして出てきたものと想像される。もとの単語と錯読された単語のあいだに、情動的なつながりのあることが注目される。錯読とは情動的なつながりに基づく作話といえるかもしれない。

ドイツのドリューズは、(3) 左半球では概念のなかの論理的分類による処理に優れているのに対して、右半球は状況に依拠したような分類に優れていることを実験的に確かめている。状況に依拠するとは、空間的な場所的関係のことを指している。ドリューズは、記憶のなかでの意味的な表象が、二つの基本的に異なる種類に分類できるという、当時東ドイツで著名な心理学者クリックスの考えに依拠して問題を展開させた。この二つの分類の一つは概念内関係と呼ばれるもので、当該の概念の特性のあいだの同族関係のことである。それは上位・下位概念のような概念間の階層関係とか、あるいは概念の属性、対照あるいは比較級といったような事柄と関係している。この実験に即して述べると、「バス」と「列車」あるいは「鋸」と「斧」の関係がそれである。

もう一方の分類は概念間関係と呼ばれるもので、私たちの現実の世界についての知識に基づくものである。それは風景や出来事と結びついた概念であり、この実験の例でいうならば、「棺」と「地面」あるいは「シェパード」と「牧場」のような場所的関係を示すものである。実験では左右のそれぞれの半球に単語を二種類ペアにして出してみて、両者の関連性についての回答を求めた。その結果、左半球では概念内関係の処理で優れていたのに対して、右半球では概念間関係の処理で優れているという結果を得ることができた。ドリューズのこの解釈を私の図式に当てはめてみると、定位的＝場所的関係、収斂的＝論理的関係ということになって、これまたぴったり当てはまるようである。

次には文章の理解という、より複雑なテーマを取り上げてみたい。それは右半球のはたらきが、空間的関係を理解するはたらきと関係しているために、右半球に損傷があれば空間的な関係を媒介にした文章の理解に障害がでてくるという発想からきている。「太郎は次郎よりも背が高い。それではどちらの背が低いでしょうか」という推理の課題では、右半球損傷者の成績が悪いことがよく知られている。「どちらの背が高いでしょうか」と聞いたときには、右半球損傷者と左半球損傷者間に違いがなかったのとは対照的である。

「背が高い」という命題に対して、比較形をそのままの形で「背が高いのは」と聞かれた場合よりも、「背が低いのは」と問われた際のほうが、こころのなかで多くの想像（イメージ）を必要とするからというのが、結果の一般的な解釈である。時間的な流れとして呈示されたものは、それが文章のような言語的なものであれ地図のような視覚的なものであれ、空間的な関係のなかに位置づけされるということがその前提となっている。文章の流れからすると、太郎が先に、次郎が後にくるというその順番通りに視覚的イメージとして二人は空間的に並べられ、背が高い太郎に印（マーク）がつけられることになり、高いほうを問う質問に対しては印をつけたその人をそのまま答えればよいというわけで、反転の必要はない。他方、低いほうを問う質問では、印のついてないほうへと空間的に反転させる必要がでてくるというわけである。ここでマークをつけるという行為を、私のモデルでいう定位的行為と置き換えてみるならば、右半球損傷者では定位的行為と文意の理解という収斂的行為のあいだの付け替えに障害があったためだということができるだろう。また「花子は部屋を掃除した。それで部屋はきれいだ」という文章では、陳述は事件が起きた実際の順序通りであるので、反転の必要はない。しかしこの文章が、「花子は部屋を掃除した。それは部屋がきたなかったからだ」となると、これは日常的に起こる時間順序に反するものである。このような文章の理解では、右半球損傷者で劣ることが当然予測されるわけである。

情動の右半球モデル

これまでの話のなかでは、右半球で処理された言語的あるいは非言語的な情報から、作話あるいは錯読が生じる原因を左半球との交流がうまくいかないためだとして説明してきた。しかしこの現象はまた、右半球が情動と密接に関係した半球だという事実と密接に関連している。レガルドとランディスの研究がその典型例である。しかし右半球が情動と関係しているとはいっても、事態はそう単純ではない。右半球がすべての情動に関わっているのか、あるいは左半球も情動に関わっているのかどうか、関わっているとすれば右半球とどう違うのか、さらには情動にはそれを認知するという側面と、自ら体験するという側面とがあるが、このことをどう考えるのかという問題が存在している。

たとえば銃をもった男の絵を右半球に見せられた分離脳の患者は、その絵をみてその場面から離れたいという自分の気持ちをそのように表現したのか、あるいは絵をよくよくみると銀行強盗だったと思ったのかで、その感情や動機づけは違ってくるだろう。情動は動機づけと密接に関係していて、離れたいという回避的な動機づけは「怖い」というネガティブな情動を生み出すが、よくみたいという接近的な動機づけは「おもしろそうだ」というポジティブな情動を生み出すだろう。レガルドとランディスの例でいえば、Erde（地球、大地）が Ruhe（平和）と Krieg（戦争）というように、全く違った方向性を意味する文字として錯読されたのは、そのときに生じたポジティブな情動とネガティブな情動が、あるいは接近的な動機と回避的な動機がそれぞれ関係しているのかどうか、このような問いも可能であろう。

情動と両半球機能との関係を説明する理論として現在有力だといわれているのは、右半球仮説とポジティブ－ネガティブモデル、そして接近－離脱モデルである[4]。このなかで右半球仮説は最も古く、左半球は認知機能を、右半球は情動機能を担っているとするもので、この仮説を支持する代表例として、顔の表情は顔の左部分でより強く表出されること、あるいは右半球損傷の患者は左半球損傷の患者よりも、顔の表情を認知するうえでの障害が大きいという結果を挙げることができる。

実験的な方法としては、左右の視野にそれぞれ、情動を示した顔が提示され、どちらの視野が顔の弁別で優れているかをみるといった方法や、脳波や誘発電位という電気生理学的方法、あるいはfMRI（機能的磁気共鳴画像法）という脳の活動に関連した血流動態反応を視覚化する方法を使って、顔や話しことばを見聞きしてその情動性を処理しているとき、あるいは回想法によって過去の情動を想起している状態、さらには情動的イメージを生成している状態にあるときの左右差をみるといった研究などが行われている。

これに対して、左右の半球の損傷は違ったパタンの情動の障害をもたらすという結果が、古くは一九三九年に、著名な精神医学者のゴールドシュタイン[5]によって報告されている。彼の報告によると、精神病患者では右半球損傷の場合よりも左半球損傷で破局的－抑うつ的反応が生じやすい。サッカイムは病理的な笑いや叫びに関する一〇九例を展望して、左半球損傷は精神病患者で抑うつ的徴候の発症を、右半球損傷は病理的な笑いの状態を引き起こすことが多いとしている。頸動脈にアミタールという麻酔薬を注入して片側半球を一時的にはたらかせないようにする、和田テストと呼ばれる方法を使った研究では、左頸動脈への注入で左半球が一時的にはたらかなくなってしまうと、叫んだり、悲観的なことを述べたり、罪悪感、小言、そして将来への心配といった「破局的反応」がでてくる。これに対して右頸動脈への注入は、気づかいの欠如、微笑、笑い、物まね、そして幸福感といった「多幸的反応」を引き起こすのだった。

情動のバレンス仮説

このような左右での情動の処理の違いを説明するためにでてきたのがバレンス仮説である。この仮説によると刺激の情動的なバレンス（引きつける力：誘発性）の違いとそれぞれの半球は関係していて、左半球はポジティブな情動の処理に、右半球はネガティブな情動の処理に優れているとされる。この説によると、恐れ、怒り、嫌悪、悲しみはネガティブな情動に、喜びと驚きはポジティブな情動に分類されることになる。このバレンス仮説の形を変えたものとして、ポジティブとネガティブなバレンスの表出や体験には左右の前部領域がそれぞれ特殊化しているが、情動の知覚に対しては右の後部頭頂、側頭、そして後頭領域が優位しているとするバリアント（変形）仮説がある。

バレンス仮説を実証するための研究方法は右半球仮説の場合と大差ないが、支持する結果と半ば支持する結果が混在している。たとえば脳損傷患者での顔の表情の再認課題では、右半球損傷患者は障害がみられるのに左半球損傷患者では障害はみられない。幸せな顔はすべての患者で正常に再認されたのに対して、ネガティブなバレンスをもった顔に対する認知の障害は恐れの表情で特に著しいというように、半球差はネガティブな顔の表情ではっきりとあらわれていた。

右半球仮説を支持する結果として、顔の表情が顔の左部分でより強く表出されることが挙げられることはすでに述べたが、この左顔優位性はネガティブな情動で大きいという、バレンス仮説を支持する結果が得られている。しかし顔の表情が自発的なものか、あるいはつくられたものかによって、結果が影響されることがわかってくると、事態はそう単純なものではないことになる。表情の表出が自発的かどうかを考慮に入れて、関連する文献の展望を行ったボーロド[6]は、顔の表情の表出は右半球で優位に行われるという右半球仮説に味方する結果ではあるが、この左顔優位性はネガティブな情動で生起するほうがポジティブな場合よりも多いといった、バレンス仮説を部分的に支持する結果であると結論づけている。

しかし情動の処理半球をめぐる議論は、どのような指標を使って問題に迫っていくかということを抜きにして結論づけてはならないということを、脳波を使った研究から眺めてみることにしよう。ダビドソンらの脳波を使った多くの研究は、この仮説を支持する結果だとしてよく紹介されている。たとえばダビドソンらの初期の研究[7]では、テレビを見ているときの情動状態を指摘するようにと実験への参加者に要請した折の脳波を測定し、ポジティブな情動反応時には左前頭部から導出された脳波の活性化、そしてネガティブな情動反応時には右前頭部での活性化を観測している。

さらには一〇カ月の女児が、幸せな顔をした女優をみたときには、左前頭部脳波の相対的な活性化、そして悲しそうな顔をみたときには右前頭部脳波の相対的な活性化を得ることができた[8]。神経画像を使った研究も同様な結果を得ているが、また同時に左右差を得られなかった研究や、逆方向の研究も存在している。

ここで仮説を検証するために使われた実験の指標が何であったかについて、検討することの重要性について述べておきたい。これは情動の左右差に関するすべての仮説について当てはまる問題であるが、また同時にすべての心理学実験についても当てはまる問題でもある。ここではことばによる報告、脳波のような神経生理学的指標、あるいはｆＭＲＩのような神経画像的指標について考えてみよう。ことばによる報告の場合、認知あるいは情動として意識される以前の状態は不明である。またその答えが、本当にその人の意識状態を反映したものだったかどうか確かめようがない。さらには、抑圧の問題を含めた対象者の認知のあり方を問うこともできよう。情動の質を問題にすればなおさらである。

脳波とｆＭＲＩについては、そこで何らかの変化がみられたとしても、それがどのような心理的過程に対応しているかは、変化の過程それ自体からは不明である。何らかの同定作業が必要となってくるが、ある変化をすぐさま特定の心理的過程と結びつけるのは危険である。脳波とｆＭＲＩの関係でいうならば、測定の背景となっている神経生理学的過程の違い、さらには情動が経過時間の比較的短い過程であることを考えると、測定装置の時間的な分解能が問題となるだろう。特にこの場合、数秒程度といわれるｆＭＲＩの時間的分解能が問われることになる。またこれはすべての指標について当てはまることだが、測定が対象者のどのようなこころの状態下で行われたかということである。脳波の例でいうならば、情動反応あるいは情動の認知による片側半球の活性化は、アルファ波の減少あるいはベータ波の増大が指標となるわけだが、たとえば対象者の脳の活性化の程度が当初から高すぎたならば、変化をみることが困難になってしまうわけである。

情動の接近－離脱モデル

このような問題点を同様に含みながらも、情動を接近（approach）と離脱（withdrawal）行動と関連づけ、前者が左前脳領域、後者が右前脳領域でそれぞれ処理されると仮定する接近－離脱モデルは、バレンスモデルの大部分を包含するものでもあり、また私が本書のはじめに提起した、右半球を「定位的」反応に、左半球を「収斂的」反応に特殊化しているというアイディアとも合致する部分を含んでいる。ダーウィンは好ましい状態を示すポジティブな情動と、望ましくない状態を示すネガティブな情動を区別していた。パブロフが「これは何だ反射」と呼んだ定位反射には、接近と回避の二種類のものがある。パブロフ研究でも知られ、アイゼンクの弟子であったグレイが[9]、行動活性システム、行動抑制システムそして闘争－逃走システムの三つのシステムによって、行動の活性化や抑制が行われるということを示すモデルを提示していることは第二章ですでに紹介したが、この闘争－逃走システムは、情動を動機づけと関係づけた一種の接近－離脱モデルであるとみなすこともできよう。ここで混乱を招かないために述べておきたいことは、ダビドソンのいうApproach-Withdrawalの訳である。通常「接近－回避」と訳されているが、心理学ではAvoidanceを「回避」、Escapeを「逃避」と訳すことが多いので、WithdrawalとAvoidanceの区別をするために「接近－離脱」とした。Withdrawalには「引っ張って戻す」、「横に置く」、「遠くに置く」といった意味があり、回避とは違った意味合いを含んだことばである。

接近－離脱モデル提唱の代表者であるダビドソンは、人の進化の過程のなかで接近と離脱という行動は、左右の前部前頭皮質（前頭前野のこと）に左右分化されるようになったと論じている。左右の半球はそれ自体として、独立した相対立する動機づけのシステムをコントロールするようになったという。このような左右分化は、二つの対立しあう行動のあいだのぶつかり合いを最小化して、処理の効率を増大させるという潜在的な進化的利益をもたらすことになる。ダビドソンは、行動活性システムの特性としての活動が高い対象者では左前頭前部の活動が高く、行動抑制システムの特性としての活動が高い対象者では逆に右前頭前部の活動が高いことを見出したが、この研究からもグレイのモデルとの関係が示唆されるところである。

グレイのモデルにしたがって情動を進化の過程のなかで成立し、精緻化していったものと考えるならば、情動はまず、闘争と逃走という状況に伴って生起した、中枢神経系や自律神経系における生理的変化に対する認知的活動の反映であるとみなすことができる。ある行動が報酬的な結果をもたらしたならば、その行動はそれ以降接近的な行動となるだろうし、報酬的な結果が強まれば強まるほど、接近的な行動は接近的な行動として収斂するだろう。他方、ある行動をとった結果、罰的な結果がもたらされれば、その行動は回避的な行動として収斂するだろう。ある行動が報酬あるいは罰によって強化された場合、そこで生じた生理的変化に対する生体内部における評価が生じてくる。人間の場合この評価は、ことばによるラベリングによって強化され、さらに精緻化されてくるだろう。周りの人々は、子どもがさまざまな情動的な体験をするたびに、「うれしかったね」「楽しかったかい」「怖かったね」「悔しかったね」「あんなこと気にしなくっていいよ」などいいながら子どもの体験をフォローする。このような周囲の人々による言語的強化によって、子どもの情動は豊かに分化していくことになる。

しかしそれと同時に、自分に対してなされるいろいろな表情に対する模倣について、人ではもとよりチンパンジーでも生後まもなくからその存在が確認されるということは[10]、新生児での表情模倣研究で知られるメルツォフが仮定するような内的表象システム、あるいはミラーニューロンの存在を考慮に入れなければならないかもしれない。また後の章で述べる「こころの理論」とメルツォフが唱える「私のように」仮説[11]との接点を考えなければならないだろう。

顔の表情の研究で有名なエクマンらの調査[12]では、アメリカ人、ブラジル人、チリ人、アルゼンチン人、そして日本人という異なる文化圏に属する人たちに、さまざまな年齢の白人男女が示している、喜び、嫌悪、驚き、悲しみ、怒り、恐れの顔の表情を判断させ、その比較検討を行っている。その結果、文化圏の違いによる顔判断の違いはほとんどみられなかったことから、一定の顔の表情によってもたらされる情動を認知したり生み出したりするような、生物学的プログラムというものがあるのではないかと推測している。相対的に悪かったのは悲しみと恐れの表情で、たとえば日本人では六二パーセントと六六パーセントで、ほかの表情についての判断が九〇パーセント以上だったことと対照的だった。

しかし忘れてはならないのは、このような遺伝的機構をもとにして、表情の表出あるいは表情のあらわす情動の同定（認知）が、対人関係をはじめとする社会的諸関係のなかで形成されていくのだということである。このような観点から接近－離脱モデルを考えなければ、たとえばＰＴＳＤ（心的外傷後ストレス障害）における情動障害の問題は理解できなくなってしまうのである。

次に接近－離脱と半球非対称性の問題を、情動表出と脳波の関係からみたダビドソンとエクマンらの研究[13]を、代表的な研究例として、多少詳しく説明することにしたい。まず彼らは情動の心理生理的研究で切実に必要とされている八箇条を挙げて、自分たちの研究計画をそれに沿ったものにしようと努力している。対象者は、半球の特殊化では右利きと左利きでは違うという知見に従い右利きだけにしていて、そのことは理解できるとしても、対象者として女性だけとした理由については全然述べていない。後の章で述べるように、半球の特殊化で性差がみられ、女性では心理機能が男性に比べて両半球にまたがって分布しているため、半球差をみる研究では男性を用いることが多いが、このことを考慮して研究計画が立てられたのかどうかどこにも触れられていない。

この問題点はさておき、実験内容に移っていくことにしよう。用いられたサイレント映画はエクマンらの先行研究で確認済みのものであって、ポジティブな映画からは慰み（アミューズメント）と喜び（ハッピネス）の感情と笑いの表情を、ネガティブな映画からは恐れ、悲しみ、嫌悪と苦痛の感情とさまざまな情動的表出を得ることが期待されるものであった。ポジティブな映画は、花とたわむれている子犬、そして遊んでいるサルの群れと動物園で水浴している一匹のゴリラの映像だった。ネガティブな映画は、看護師の教育トレーニングで使われているもので、一つは足の切断手術の場面、もう一つは三度熱傷（表皮と真皮の双方が破壊される程度）の犠牲者の場面の映像だった。安静状態の基準脳波の測定後にポジティブ映画→安静状態→ポジティブ映画→安静状態→ネガティブ映画→安静状態……といったように実験は進行するが、ネガティブ映画を後の順番にしたのは、映画を見た残効がネガティブで長いという先行研究の結果を受けてのことであった。

　安静条件と映写条件のそれぞれ直後に、自分の経験した情動について、興味、喜び、慰み、満足、興奮、恐れ、悲しみ、怒り、嫌悪、苦痛、覚醒の一一種類の情動という観点から、それぞれについて八段階尺度で評定するように求められる。実験中にみられる表情はひそかにビデオ録画され、エクマンらによる顔面表情記号化システム（FACS）で分析されたが、ポジティブ画像では喜びの表情が、ネガティブ画像では嫌悪の表情が最もしばしば生起することが明らかになった。喜びの表情はデュシャン・スマイルといわれているもので、幸せという自己報告と密接に関連した表情である。ポジティブ画像とネガティブ画像それぞれに少なくとも一回、喜びと嫌悪の表情を示し、しかもその折の脳波に一定期間乱れ（アーチファクト）のみられない対象者を分析の対象にしたため、三七名の対象者が最終的には一一名に減少しているが、彼らはこの程度の減少はこの種の研究では普通であるとしている。

　分析はアルファパワーの左右比較で行われている。前頭領域では嫌悪の表情を示した折の左半球のアルファパワーが右半球よりも大きく、右半球の相対的活性化を示していたが、喜びの表情のときの左右差は認められなかった。前部側頭領域では嫌悪の表情のときには右半球の活性化、喜びの顔のときには左半球の活性化を示す結果だった。対象者が行った映像の評定値を参考までに比べてみると、ポジティブな映像は興味あるもの、おもしろいものとして、ネガティブな映像は嫌悪的なものとして評定されていた。ダビドソンとエクマンらはポジティブな映像に対する接近的な傾向が弱かったか欠如していたため、喜びの表情では予測通りの結果がでなかったのではないかとこの結果を振り返っている。これまで主な実験手続きを中心にして述べてきたわけだが、対象者の三分の二が分析から除外されたことからも想像されるように、この種の実験の難しさと、統制されていない要因の存在を示唆するものである。

怒り＝左前頭葉仮説

ところで接近－離脱仮説を唱えるダビドソンらの実験結果は、バレンス仮説でも説明可能なものである。その理論的な背景はさておき、仮説の帰結としてくい違うのは怒りの情動であって、バレンス仮説ではネガティブな反応であるが、接近－離脱仮説では喜びとともに接近反応に属することになる。ハーモン－ジョーンズ(14)は前頭葉活動の左右差と情動の関係についての研究を振り返り、情動のバレンス（ポジティブ 対 ネガティブ）と動機づけの方向（接近 対 離脱）のあいだの交絡（混同）の存在を指摘している。彼はアレンとの共同研究で、怒りっぽいというような怒りの特性をもった人の脳波では左前頭葉活動の増大、右前頭葉活動の減少がみられることを見出したが、彼は後でこの結果を振り返り、怒りの特性が高い水準にある人では怒りをポジティブな情動とみなすと考えると、このような感情や態度が怒りを左半球の相対的活性化と結びつくことになると解釈している。

ハーモン－ジョーンズらは、特性だけではなく、怒りの状態が前頭葉のはたらきの左右差に及ぼす影響を検討している。実験の対象者の脳波では、自分が侮辱される状況下ではそうではない中立の状況に比べて、左前頭葉が相対的に活性化していた。彼らは自分を侮辱した相手に怒りを感じ、攻撃的に行動したと述べていたのであった。これらのハーモン－ジョーンズの研究は、怒りが接近の動機づけに基づいて行われることを仮定したものだったが、この仮定をより確実なものにするために動機づけの強さを操作した研究を行っている。実験操作の詳しい内容はここでは省略するが、要するに実験の対象者である学生が、ある状況での要請に対処できることが予測できる度合いを操作し、怒りを喚起する状況を修正できることを予測した学生では、修正できないと予測した学生よりもより大きな接近的動機づけを示し、したがって左半球の活性化が強いだろうと考えたのである。結果は予測通りであって、自分で修正できる状況であるかどうかとは無関係に怒りは増大し喜びは減少するが、脳波では修正可能である場合でのみ左半球での活性化が認められたのである。つまり左半球はポジティブな感情ではなく、接近の動機づけと関係していたことになる。

ハーモン–ジョーンズは、彼の唱える怒り–左前頭葉仮説を支持する証拠をさらに提出している。たとえば軽躁病／躁病では、脳幹網様体による賦活のはたらきが増大しているために、怒りを喚起する状況に対してより強い接近の動機づけと左前頭葉活動でもって応答することになるが、他方、単極性うつ病では賦活のはたらきが弱いために、怒りを喚起する状況に対しては、接近の動機づけと左前頭葉活動の低下という結果が生じることになるはずである。ハーモン–ジョーンズらは大学生に対して怒りを喚起するラジオの論説を聞かせて脳波を測定した。対象者には予め、躁病やうつ病へのリスクを測定するために開発された既存の一般行動インベントリを施行して、リスクの程度を測定してある。その結果、軽躁病あるいは単極性うつ病への傾向を示した対象者で、予測通りの脳波での活動を観測することができたのだった。

ハーモン–ジョーンズらはさらに、共感性が怒りと関連した左前頭部活動を減少させるという実験を行っている。実験手続きの詳細は省くが、自身の難病の大変さについてのエッセイを書いた人から、対象者が書いたエッセイが侮辱的に評価されても、対象者がそのエッセイを共感的な状態で読んでいるときには、その侮辱は左前頭葉活動の増大をもたらすことはないということである。これに対して、対象者が中立的な立場で読んでいた場合には、そのエッセイを書いた人から自分のエッセイが侮辱的に評価されると、左前頭葉活動は増大するのであった。しかも対象者が相手に向けた敵意的な態度は、共感性→侮辱条件のほうが中立→侮辱条件より少なかった。日常的な表現を使うならば、その人の難病に同情し共感的感情を抱いているときには、ひどいことばをかけられても、あのように困難な状況にいる人だからやむを得ない、あるいは当然だと感じてしまうということである。

次には行動の活性化と抑制とが、左右の半球のはたらきと関係し、それが結果的には情動の質の違いと関係してくるという一連の研究を紹介したい。この研究はグレイの三システム論をもとに行われている。すでに第二章で紹介したように、行動活性システムは接近行動や積極的な回避行動の双方と関係するが、この行動と結びつけられる情動はおおむねポジティブなものである。これに対して行動抑制システムは、受動的な回避や消去と一致するような行動と結びついていて、この活性化は一般的に不安や恐れのようなネガティブな情動と結びついていることになる。カーバーとホワイト(15)は行動活性と抑制システムを測定する尺度を開発して、自己報告に基づく情動を測定しようとした。行動抑制システム関連の七尺度には「間違わないか心配である」のような項目、行動活性の報酬関連の五尺度には「コンテストに勝つことは私を興奮させる」のような項目、行動活性の動因関連の四尺度には「ほしいものを得るために努力する」のような項目、そして行動活性の楽しみ追求の四尺度には「興奮と新しい感覚がしきりにほしい」のような項目がある。

ハーモン－ジョーンズは、怒りの特性がカーバーとホワイトの尺度による行動活性システムと関連していること、またカーバーは行動活性システムの特性は怒りの状態の増大と関連していることを見出している。脳波を使った研究では、行動活性システムの得点が高い人は左前頭部の活性化の増大、行動抑制システムの得点が高い人は逆に右前頭部の活性化の増大が観察されている。さらには、行動活性システムと抑制システムの得点が高い人は、日常生活のなかでより多くのポジティブやネガティブな感情をそれぞれ経験しているという研究結果もある。

デマレーら[16]は、情動処理の脳の左右差に関する展望論文のなかで、情動を理解するためには、バレンスと覚醒という二要因でもって説明するのに加えて、支配（dominance）という第三の要因を考慮しなければならないと論じている。支配とは「日常の状況や出来事、そして関係をコントロールし影響を与えているという感じ」として定義される。彼らがこのような考えを抱くに至った背景として、情動に関する質問紙の因子分析的研究や、怒りと恐れの違いはバレンスと覚醒の二因子では説明できないこと、また両者が違った脳的基礎をもっていることを挙げている。確かに彼らが行った実験によると、行動抑制得点の高い人は服従的な性格の人に同一化し、そのような状況に対してネガティブな反応を示すことが示されている。しかし、支配－服従という次元は、接近－回避という脊椎動物に共通した基本的な行動様式が人集団のなかで社会化された形態だと考えれば、特に新たに、支配－服従の次元を持ち込むことはないように思える。

認知と情動の力動的関係について

これまで情動と左右半球のはたらきとの関係について述べてきたが、これらの研究は主として情動の表出、あるいは情動の認知に関するものであって、情動が他の対象への認知に与える影響、あるいは逆に、認知が情動に及ぼす影響に関するものではなかった。つまり認知心理学の領域でよく見聞きする、概念ネットワークのなかに感情を組み込んだバウアーの感情ネットワークモデルや、気分と一致した方向に認知が変容するという気分一致効果などの研究がこれに対応するだろうが、このような方向と一致する脳科学による研究を私がこれまで述べてこなかったのは、情動と認知の成り立ちをまず、進化論的に考えることの重要性を強調したかったからである。

いわゆる認知心理学の研究者たちが考える認知とは、記憶とか思考といった知的行為の成果が念頭にあるだろう。しかしよく考えてみると、記憶とか思考に至る前に、ある事象に直面したときに生じる定位的反応、つまりこの処理を先に進ませ収斂させるか（接近的反応）あるいはこれ以上先に進むことを取り消すか（離脱的反応）という反応が起きるはずである。このように、対象への接近－離脱という動機づけが、認知と情動の関係を考えるうえで重要な基本問題であると私は考えたわけである。この考えはギブソンのいうアフォーダンスの概念に通じるところをもっている。

この本の冒頭に紹介したように、自然環境は元来、生体にとっては脅威をもたらすような緊急的反応を引き起こす意味をもっていたが、自然環境とのあいだの度重なる対決を通して、そのなかのあるものは習慣化された反応を引き起こすように進化の過程のなかで変化していったとマクネーレージは考えていた。人を含む脊椎動物では、右半球は緊急的反作用に、左半球は習慣的作用に特殊化されていったという。ここでマクネーレージとグレイの図式を対応させてみると、緊急的反作用とは逃走を、習慣的作用は闘争を意味することになるだろうが、進化の過程のなかで逃走という行動は、それを引き起こすもととなった定位的反応を組織化していくことを通して、空間的認識機能を発達させていくことになるだろう。また闘争という行動は、その目的の一つであった捕食という行動をより洗練化された接近的行動として組織化していくことを通して、収斂的反応として一般化されていくだろう。攻撃し、捕らえ、それを食するという一連の操作のなかから、一種の知的操作が誕生してくることになる。

情動の側から考えてみると、逃走と結びついた恐れという情動はやがては驚きへと変化し、ゴールドバーグのいう新奇性に対する感受性という特徴をもつようになる。闘争は怒りの情動と結びついているが、ハーモン＝ジョーンズが示したように、怒りというネガティブな情動は喜びのようなポジティブな情動と同様に、左前頭葉の活性化をもたらすものである。食が闘争を伴わなくても獲得できるようになってくると、左半球における接近反応と結びついた怒りの役割は減少し、ポジティブな情動の役割が増大してくることになるだろう。驚きと喜びがそれぞれ、私たちの空間的認識や言語的認識とどこかで関連づけられる情動という可能性が、そこからでてくる。

このような考えは当然、認知と情動のあいだの大脳半球間の関係を予測させるものとなってくるだろう。しかしこの予測される関係とは、情動においても認知活動においても左右差がみられるので、両者には関係があるはずだという直結した考えから生まれてくるようなものではない。これから神経心理学の領域での情動と認知活動とのあいだの関係についての研究のなかから、両者の左右差を取り上げた研究を紹介することにしたい。

ジェレミー・グレイ(17)は認知的コントロール（制御）として知られている事象に、情動がどのように変調を与えていくのかという観点から問題を追究しようとした。彼によれば認知的コントロールとは、特に新奇で複雑な状況における柔軟な情報処理の、かじをとったり整合させたりする過程を包括した概念である。認知的コントロールと前頭葉機能とのあいだの密接な関係はよく知られたところである。彼は接近（コメディ）、中立（ドキュメンタリー）、離脱（ホラー）のビデオを見せ、その後で文字群を使って２－ｂａｃｋのワーキングメモリを測る言語課題と空間課題を課してビデオの影響をみた。２－ｂａｃｋ課題とは、二つ前に出された文字といま出された文字が同じか（言語課題）、空間的配置が同じか（空間課題）あるいは違うかを問う課題である。その結果、空間課題は不安を喚起するような離脱状態では成績は良くなり、逆に慰みを喚起するような課題では悪くなったが、言語課題では逆のパタンがみられたのであった。

これに対してシャックマンら(18)は、電気ショックという脅し（恐怖条件）のもとでジェレミー・グレイと類似のワーキングメモリ課題（３－ｂａｃｋ）を課したところ、ジェレミー・グレイとは正反対に、恐怖条件で空間課題の成績は悪くなるが、言語課題は影響を受けないという結果を得た。両者のくい違いに関しては、私は情動を喚起するために用いられた刺激材料の検討が必要であると考えている。ジェレミー・グレイの場合は既存のビデオからの抜粋で、対象者の接近条件での「楽しんだ」、離脱条件での「不安だ」という自己評価は、一〇〇点満点で中立条件よりも二四点高い程度というように、情動の強さはゆるやかなものだった。これに対して、電気ショックを実際に与えたシャックマンらの情動誘導方法は、これまで述べてきた情動の誘導方法と誘導された情動の強さからして、これまでの研究との比較の対象にはなり得ないように思える。

ジェレミー・グレイら[19]はすでに紹介した先行研究をふまえて、情動と認知的コントロールが外側前頭前野で統合（integration）されるという仮説を検証するための実験を行っている。前頭葉では情動は前頭葉の腹内側および眼窩領域が、認知機能は外側および背側領域が関係しているというモデル（前章の計画と出力のシステムの項を参照のこと）などを検討したうえで、情動と認知機能のもつ目標指向的行動という共通点から、このような仮説を提出したわけである。

情動の誘導は先行研究と同じビデオ場面を使って、楽しい、中立、不愉快な情動を導入するように工夫されている。ワーキングメモリ課題は先行研究と違って3－ｂａｃｋで、言語課題は一から四音節の具体名詞、空間課題は見知らぬ男女の顔が使われ、三試行前に出されたものと同じかどうかをキー押しで応答するといったものだった。また情動と認知機能の統合の姿が、神経生理学的な指標にあらわれるのではないかという観点から、認知課題を遂行中のニューロンの活動状態がｆＭＲＩを使って測定された。

ワーキングメモリの成績では、言語課題は楽しいビデオをみたときのほうが不愉快なビデオの折よりも成績は良く、顔課題では不愉快条件のほうが楽しい条件よりも成績が良いというように、先行研究と同一の結果であった。しかし外側前頭前皮質におけるニューロンの活動状態をあらわすｆＭＲＩの信号変化率では、左半球でも右半球でも言語課題は不愉快な状況、顔課題は楽しい状況で大きな変化が認められた。ジェレミー・グレイらは、この領域で情動と認知が統合された結果であると解釈している。ここで注意しなければならないことは、ｆＭＲＩの変化量はそこで行われているニューロン活動の量を示しているだけであって、その変化が示す質、つまり変化の背景にある心理的内容をあらわしているものではないということである。ジェレミー・グレイらはこのことには言及していないが、これは彼らのいう統合の内容を知るうえで重要なのでここで検討していきたい。

情動によって賦活された状態下で認知活動を行う場合、誘導された情動によって賦活された半球はその半球に特殊化された認知活動を促進するだろう。言語課題が楽しい条件で、顔課題が不愉快な条件で促進されたのは、このような事態である。しかしそもそも、言語課題は楽しいもので、顔課題は不愉快なものだということを意味するものではないことを、ここで注意しておいていただきたい。今度は促進ではなくて妨害する事態を考えてみよう。楽しい状況下（左半球の活性化）で顔課題（右半球課題）を、不愉快な状況下（右半球の活性化）で言語課題（左半球課題）を与えられた場合である。活性化された半球と必要とされる半球とがくい違っている。ここで促進される場合でも妨害される場合であっても、情動と認知という二重の活動がどこかで統合される必要があるが、ジェレミー・グレイらはこの場所を外側前頭前野に求めたわけであった。妨害条件では促進条件よりも、くい違いをまとめ上げるために多くのニューロン活動が要請されることになるだろう。それは左半球についても、右半球についても当てはまることであった。これが彼らのいう統合作用の実際の姿であって、不愉快な情動下での言語課題、楽しい情動下での顔課題というくい違い条件下で、ｆＭＲＩの変化量は左右の半球ともに最大であり、楽しい情動下での言語課題、不愉快な情動下での顔課題で、左右の半球ともに最低となったということである。

まとめ

この章では、動物が生命維持のために不可欠である、離脱的行動と接近的行動とを行って環境に適応していくなかから情動が発生し分化していったという観点から、ポジティブ、ネガティブという情動の質（バレンス）と、接近－離脱的行動との関係を眺めていくことから出発した。情動の表出や認知についての諸説を検討するなかから、接近－離脱仮説が最も有力な原理であること、またネガティブな情動である怒りがなぜ例外的に、ポジティブな情動の示す接近行動の範疇に含まれるかについても説明可能であることを述べてきた。

後の章でも述べられるように、認知活動と左右の半球活動との関係についての多くの研究は、これらの研究の重要性を明らかにしてきた。また本章で述べたように、情動と左右の半球のはたらきとの関係も重要な課題である。しかし情動と認知の関係を、大脳半球の左右差という観点から眺めていこうとする研究が少ないのか、その理由の一端が、ジェレミー・グレイらの研究から明らかになったのではないかと思われる。しかし表面的には左右差が消滅したかにみえる現象も、詳しく検討してみると、そうではないことが理解していただけたのではないかと考えている。

同時にまた、これらの研究には方法論上の問題が多く認められる。そのように人工的につくられた情動がどこまで自然な状況で発生した情動と類似しているのか、情動を喚起する方法自体が研究者によって異なっていること、それらの情動の強さが明確に示されていないケースのあること、あるいはつくられた情動がどれだけの時間継続していたかの検証が難しいことなどを挙げることができよう。

そのような問題点があるとはしても、ジェレミー・グレイが示唆しているような、情動と認知の統合が外側前頭前野で行われるという知見は、次章での知能研究の成果を考えていく上において重要である。しかし外側前頭前野でのこのような現象を統合と呼ぶべきかどうか、後の問題にするこころの理論に関するｆＭＲＩを用いたボゲリーらの研究[20]では、二つの異なった心理的機能がある脳の領域で共通点をもつことで「交互作用」（interaction）するものとして理解している。前頭葉領域における認知と情動がそれ自体のはたらきの基礎として関係する領域の違い、そして何よりもまず、情動のはたらきにおける扁桃体の果たす役割の大きさを考慮するならば、外側前頭前野で両機能は交互作用をすると考えたほうが、実態に即した表現なのではないだろうか。

●「定位と収斂」という観点から

第三章と第四章では、本書の基本的な柱である定位的反応と収斂的反応については触れてこなかった。第三章では左右の大脳半球のはたらきの違いについてほとんど触れていないので当然の結果である。この第四章では、引用した文献に従い離脱－接近の図式を中心にして情動の左右差について述べてきたが、離脱－接近の図式を、定位－収斂の図式に置き換えても解釈可能なものであった。定位反応とは情動の水準では、生体の防御のためにまず存在していた。離脱的行動とはこのようなものである。しかし対象に対処していくなかから、防御のためではなく、積極的に探索していくという定位探索行動が発生してきた。このようにして知的行動は発生してきた。この段階では接近的行動は対象に接近するだけでなく、対象の性質に応じた収斂的行動としてあらわれるのである。その姿を次章の知能研究のなかで眺めることにしたい。

第五章　知能研究にみる二つのこころ

その歴史

ルリアの脳モデルは当初から、こころのはたらきをうまく反映したモデルとしての評価が高かった。したがってこのモデルが知能検査のモデルとしても登場してくることは当然の結果だったといえよう。また第四章で取り上げたダビドソンが接近－離脱モデルを提出するなかで、それぞれを左右の前頭領域と関係づけたが、そのアイディアを考えるにあたって、ルリアが左前頭葉を意図、制御そして計画性の重要な領域だとしたことを参考にしたが、このことからもわかるように、その影響は多方面に及んでいた。

振り返ってみると、脳研究と知能研究とはそれぞれ相対的に別個に独立して研究され発展していったわけだが、脳損傷者についての検査では、当然のことながら知能検査あるいはそれに類するテストや、独自に開発された検査が使われていた。また知能研究でも脳損傷者から得られる知見は貴重なものであった。

それではここで問題にする知能検査とはいったいどういうものなのだろうか。これまで知能検査を受けた経験のある人たちのなかには、「あのような方法で人の知能がわかるはずがない」「検査の結果が教師だけにわかるのは不公平であって公開すべきだ」「知能検査は人を差別するための道具として使われている」などの意見が多くみられるかもしれない。このような意見は至極もっともなものであって、知能検査はもともと診断のために出来上がったこと、そして結果の解釈には専門家の知識が必要であることなどを考えると、公教育における知能検査の利用は衰えるべくして衰えたというべきだろう。

しかしそうはいっても知能検査は現在、こころに問題を抱えた人たちの心理診断の道具としてなくてはならないものであり、またその構成内容を知ることは、私たちが自分を知るうえでの大きな力となるものである。この章では、そのような意味から、知能検査を通してこころの二つのはたらきについて検討してみたいと思っている。

知能検査にはさまざまなものがあり、またその背景となっている知能理論にもさまざまなものがある。しかしここではそれらを細かく検討するのではなく、「二つのこころと一つの世界」という本書のテーマに合致し、また知能理論発展の源流ともなっている知能の理論をまず紹介し、そこから現在日本で最もよく使用されている知能検査を提示することにしたいと思っている。それはまた、知能研究の発展の歴史のメインストリームともなっている。そのメインストリームの出発点は、有名なアメリカの心理学者のソーンダイクに招かれイギリスからアメリカに渡った心理学者キャッテル(1)が提唱した、流動性知能と結晶性知能についての考えからである(2)。

キャッテルの理論について述べる前に、人の知能モデルについての先駆的な研究者として有名な、イギリスの心理学者スペアマンについて触れる必要がある。スペアマンはさまざまな認知テストが一つの因子として集約できることを発見して、これをg因子（一般因子）と名付け、個々の認知機能に対応するs因子（特殊因子）と区別したことで知られている。因子とはfactorの訳語で、むしろ要因と訳されたほうがわかりやすかったかもしれないが、ある現象を生じさせる原因のことである。つまりさまざまな認知テストで測られるこころのはたらきは、一般因子という一つの原因から生じていると考えたわけである。彼はこのGと呼ばれた一般因子をこころのエネルギーあるいはパワーだと考えていた。しかし後には、心理学的にはこのGが、「エダクティブ（eductive）能力」と「リプロダクティブ（reproductive）能力」から成り立っていることを述べ、両者が対立しつつも協調してはたらくものであることを強調している。[3]

スペアマンの弟子であったレーブン（Raven, J. C.）はスペアマンのこの考えを測定するテストを考案したが、[4]そのなかでエダクティブ能力を測定するものとして確立されたのが、レーブンのマトリックステストとしてよく知られているカルチャーフェア・テストである。レーブン・J・Cの子息のレーブン・Jは父とともにレーブンの二種類のテストの発展に寄与してきたが、スペアマンからレーブンへとどのようにその考えがレーブンテストのなかに生かされているかを述べるなかで、エダクティブとはラテン語のeducereに由来し、「乱雑（confusion）のなかから意味を引き出す能力」を意味していると解説している。[5]

スペアマンのもとで学んだことのあるキャッテルは、独自に行った因子分析の結果をもとに、流動性知能と結晶性知能の名前をつけた知能論を展開していった。流動性知能とは、知能をはたらかせるためにありとあらゆる活動へと流動的に方向転換することが可能な能力のことである。キャッテルによれば、流動性知能とは以前の特別な訓練や教示によることなく、相互関係を認知する能力のことである。それは抽象的に考えて推論し、問題を解決する能力である。その多くの部分は学習には依存せず、その解決には知識を必要としないようなテストで測ることができるものである。キャッテルがスペアマンのエダクティブ、リプロダクティブという概念についてどのような評価を与えたか不明だが、後で述べるように、流動性知能を測定しているテストの内容から考えると、エダクティブということばのなかに含まれている「乱雑のなかから」という定義はいわゆる流動性知能を包括的にとらえる概念として重要であると思われる。そのことについては後ほど述べることにしたい。

ところでキャッテルの弟子のホーンらによると、流動性知能は新奇な状況で推理を行う能力を包含する概念であって、一般的推理、図形的関係や意味的関係の把握、分類や概念形成が関係しているという。キャッテルのカルチャーフェア・テストはこの流動性知能を測る目的で作成されたものであり、カルチャーフェアとは、文化の影響からフェア（公平）だということからきている（図9参照のこと）。しかしここで注意しておきたいことは、カルチャーフェアといっても、それが遺伝的な能力を示すわけではないということである。たとえば都会から離れた、自然環境を自分で探索することを強いられてきたエスキモー（イヌイット）たちの流動性知能は、都会で育てられたエスキモーたちのそれよりも高く、このことは都会のエスキモーたちが高い結晶性知能を示すのと対照的であった。つまり同じ種族であっても、住む場所によって思考様式の特徴に違いがでてきたことになる。

結晶性知能とは経験からの結晶であるような能力であるという意味であり、流動性知能が文化のなかに結晶したようなものである。キャッテルによれば結晶性知能は、文化によって評価されるような技能のなかに流動性知能が投資された結果である。それは言語的理解力、社会的関係のような経験に基づく評価といった、文化的な影響によって変容するような能力としてあらわれてくる。流動性知能は思春期以降低下していくが、結晶性知能は成人期を通してずっと成長していくとされている。

図9にキャッテルのカルチャーフェア・テストと呼ばれている流動性知能を測定するその原理が示されている。これらすべてで、新奇性の高い、既成概念にとらわれない自由な推理が要求されていることに注目してほしい。またこのテストが、「計画性とは、目標をもち一定の行為を遂行するために、その行為を遂行する方法や順序について考え、操作する過程のことである」と先に述べた計画性の定義に合致していることは疑う余地のないものである。

カルチャーフェア・テストでは、五つの選択肢をそれぞれ当てはめながらあれこれ考え、課題の背後にある規則《ルール》を発見することが要求されている(詳しくは一〇三〜一〇四頁を参照)。つまりここでは、創造的活動における計画性が問題となっている。またここでいう「考える」という行為は、なにも言語的思考を伴ったものである必要はなく、前言語的思考ともいえるようなイメージ的なものがむしろ要求されるのである。用いられる図形がカルチャーフェアであるばかりでなく、言語体系に対してもフェアなのである。

私はこのテストは、このような意味からもキャッテルのいう流動性知能の定義によく合致していると思うが、残念なことには、キャッテルのこのテストは、諸外国同様日本でも現在ではほとんど使わ

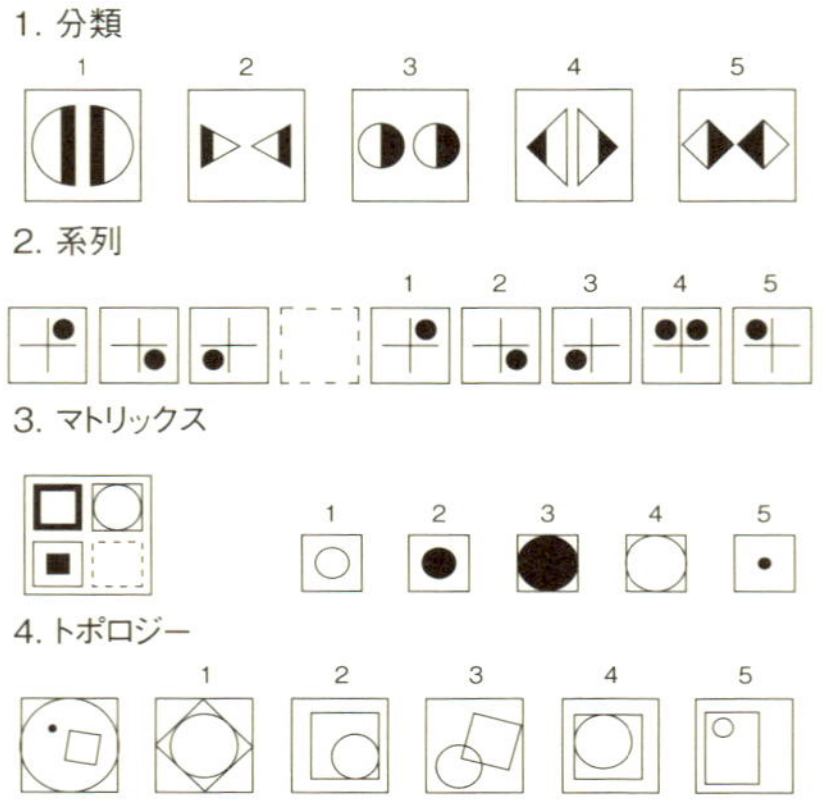

図９　キャッテルのカルチャーフェア・テスト

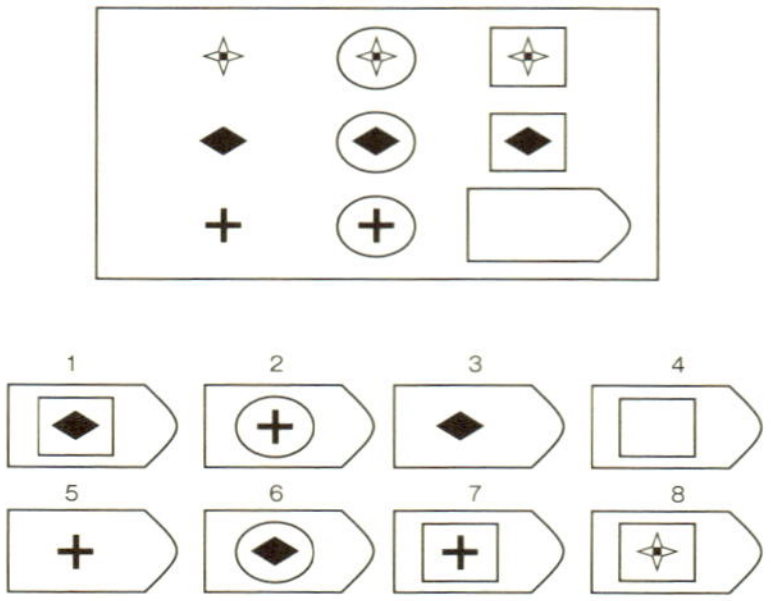

図 10　流動性テストとして現在よく用いられるレーブンのマトリックス・テスト

れていない。しかし現在でも、結晶性知能を単独で測定してその特徴を確かめようとする研究は数多い。そこで結晶性知能を測るものとして、現在も多く一般的に使われているレーブンのマトリックスと呼ばれているテストの例を図10に示しておいた（正答は七）。このテストは、キャッテルのカルチャーフェア・テストのマトリックス課題をその原型としていることがよくわかるだろう。

二つの知能診断テストを通して

現在子どもの心理診断の現場で多く使われている検査には、ウェックスラー知能検査と最近注目されてきたカウフマンが作成したＫ－ＡＢＣ検査などがあるが、この二つの検査で流動性知能と結晶性知能が、それぞれのテストのなかで重要な位置を占めていることに注目したい。またこの二つのテストはともに、その一つ前の版までは流動性知能を測定していなかった。

ウェックスラー知能検査を作ったウェックスラーは、軍所属の心理学者としてのキャリアをもち、次いで軍に派遣されてスペアマンの下で研究を行った経験をもっている。後にニューヨークのベルビュー精神病院に主任臨床心理学者として勤務し、一九三九年にウェックスラー・ベルビュー知能尺度として成人用検査を発表したことからウェックスラー知能検査は始まった。現在では児童・生徒対象のＷＩＳＣ－Ⅳ知能検査とＷＡＩＳ－Ⅲ成人知能検査などがあり、世界で最もよく使われている知能検査である。(6)

他方のＫ－ＡＢＣ（Kaufman Assessment Battery for Children）は、ＷＩＳＣの改訂版であるＷＩＳＣ－Ｒのプロジェクトマネージャーとしてウェックスラーの下で働いていて、最新のＷＩＳＣ－Ⅳ

知能検査の改訂にも携わったカウフマンA・Sが、カウフマンN・Lとともに、キャッテルやホーンらの知能モデル、さらにはルリアの脳モデルを参考に考案して作成したものである。現在第Ⅱ版があるが、日本ではまだ開発中の段階である(7)。

ＷＩＳＣ－Ⅳには言語理解、知覚推理、ワーキングメモリ、処理速度の四つの指標があるが、一九四九年にＷＩＳＣが発表されて以来ずっと主要な指標であった言語性知能をＷＩＳＣ－Ⅳでは言語理解、そして動作性知能を知覚推理と呼んでいる。ここでワーキングメモリの指標とは、記憶を一次的にたくわえておく能力のことで、たとえば電話番号を一次的に頭のなかにたくわえておいて電話をかける折に利用するといった能力のことである。課題には数唱、語音整列、算数がある。語音整列課題では一連の数とカナを読み聞かせて、ある決められたルールにしたがって並べかえさせる。算数では算数の問題を口頭で提示して、暗算で答えさせる。前章で２－ｂａｃｋや３－ｂａｃｋのワーキングメモリのことを説明したが、そこでは言語課題だけでなく空間課題もあったことに注目してほしい。ＷＩＳＣ－ⅣやＫ－ＡＢＣ－Ⅱには空間性のワーキングメモリ課題がない。処理速度の指標ではどれだけ速くある記号を発見できるかといったような、情報処理の速さが問題となる。言語理解の指標はたとえば「赤と青とはどこが似ていますか」と問う「類似」、「車とは何ですか」と問う「単語」、「どうして歯をみがくのですか」と問う「理解」、「足はどれですか」と問う「知識」、「私がなにを考えているか答えてください。それは布地になる動物です。何という動物ですか」と問う「語の推理」がある。これらはすべて結晶性能力を測っていることになる。

知覚推理の指標には、積木模様、絵の完成のほかに行列推理と絵の概念課題がある。行列推理は流

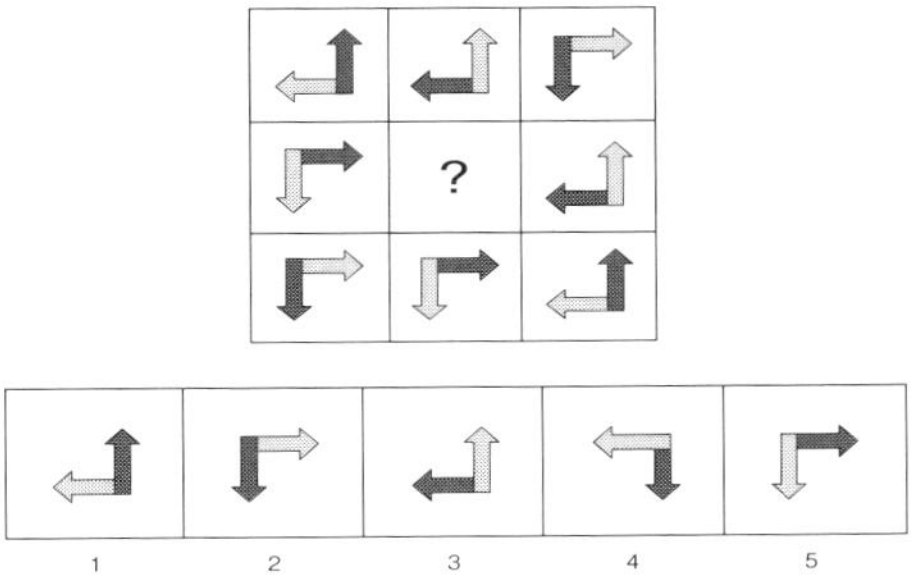

図11　WISC-Ⅳの行列推理課題

動性知能の指標、絵の概念課題は抽象的推理の指標となっていて、これらは従来の検査のなかにはなかったものである。行列推理課題では図11に示されているように、2×2あるいは3×3のマトリックスのなかに具体物あるいは図形が描かれていて、そのなかの一カ所だけには絵が描かれていない。下にある五つの絵のなかからどれを入れると意味が通るようになるのかを問うような課題である。絵の概念課題では二行から三行にわたって描かれた絵のなかから、共通した特徴をもつ絵を一枚ずつ選ぶように求められる。たとえば一行目に電球とワニ、二行目にラケットとカメが描かれていれば、動物という特徴からワニとカメを選べば正解である。キャッテルやレーブンのテストとの違いは、抽象的な図形だけでなく、動植物や日常品などの具体物も使われていることである。この点からキャッテルの図形を使ったカルチャーフェア・テストによって測れる流動性知能課題ではなく、抽象的あるいはカテゴリー的推理課題を含むものとして流動性推理が位置づけられていることになる。

次にK－ABC－Ⅱの課題はというと、このテストの構成は対象年齢によって多少異なっているので、七歳から一二歳対象の、補助テストを除いたコアテストだけを紹介することにする。K－ABCの改訂版であるK－ABC－Ⅱが、旧版と比べて大きく変わった点は、流動性推理を測る検査が新たに追加されたことである。この改訂は、K－ABCが依拠するルリアの脳モデルをより良く反映したものとして評価できるものである。本書では現在使用されている旧版との対応づけは行っていないが、名称や検査の内容から推定できるものが多い。しかしこの新版には後で詳しく述べるように、ルリアモデルの誤った理解からくる継次処理の用語は、旧版と同様に残っている。ルリアが最初に使った継次処理とは、カウフマンが考えるような単なる短期記憶の範疇に入るものはなく、前頭葉の計画的なはたらきが部分的に存在するようなものであった。

そのことについては後で指摘するとして、K－ABC－Ⅱの構成をまず検討してみよう。改訂版は短期記憶を測るとされる継次処理（数の再生、語の順序）、視覚記憶を測るとされる同時処理（ローバー、模様の構成）、流動性推理を測る計画能力（パタン推理、文章完成）、長期記憶を測る学習能力（名前の学習、判じ物）、結晶性能力を測る知識（なぞなぞ、言語的知識）の五つの指標から成り立っている。

継次処理の「数の再生」では、いわれた数の系列をそのまま再生させる。「語の順序」では、並んだ絵の名前を、読まれた順序通りに指さしさせる。同時処理課題の「ローバー」では、障害物（たとえば岩）を避けて、おもちゃのイヌを骨のある場所まで最も素早く移動させる道を発見させる。「模様の構成」では三角形の模様を積木で作らせるという、WISCの積木模様に対応する課題である。

計画能力の「パタン推理」は図12に示されているように、図からある規則性を発見して「?」の箇所を下の六つの図形のなかから選んだ図形で埋めることが求められている。「文章完成」では一列に並べられた絵を見て物語を作るように求められるが、絵が一部欠けている。下に並べられた絵のなかから必要な絵を選び出して欠けたところに当てはめ、物語を完成させるのが課題である。K－ABC－Ⅱの計画能力は、後述するルリアの脳モデルを参考に、また流動性知能が前頭葉の計画的・遂行的能力と関係しているという研究成果を受けて作成されたものだと思われるが、「文章完成」課題はキャッテルが用いたカルチャーフェアな流動性知能テストよりより広い概念を含んだものであることに注目したい。つまりＷＩＳＣ－Ⅳの場合と同様に、Ｋ－ＡＢＣ－Ⅱでも、流動性知能は日常的な事柄についての推理を含むものとして定義されているということになる。長期記憶を測る学習能力である「名前の学習」や「判じ物」は、絵にある名前をつけてそれを覚えさせるような課題である。

結晶性知能を測るとされる知識の「なぞなぞ」は何枚かの絵が描かれた図版を見せられ、「……するものはどれ？」と尋ねられる。たとえば「ミルクを出す動物はどれ？」ときかれ、「ウシ」を指さしたら正解となる。「言語的知識」では同時に出される六枚の絵のなかから語彙である単語に対応する絵を選び出し、関連した質問に答えるものである。結晶性知能を測る指標はＷＩＳＣ－Ⅳの場合と同様に、結晶性の名前にふさわしいものといえるだろう。

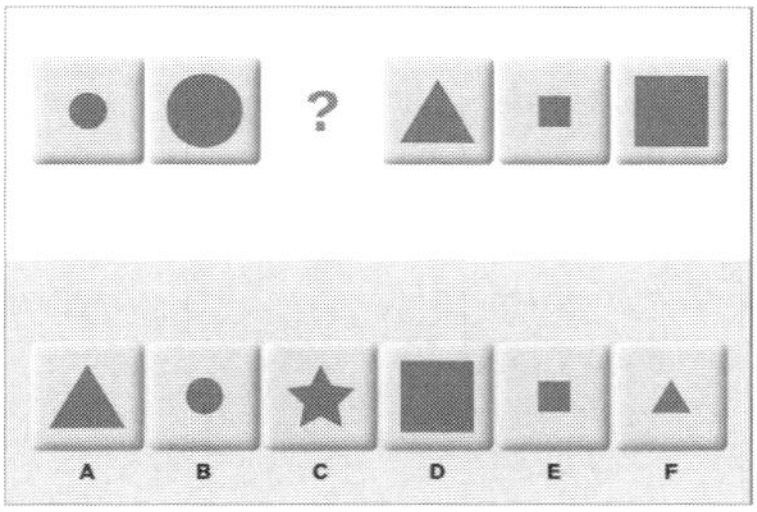

図12　K－ABC－Ⅱのパタン推理課題

診断テストのなかでの流動性知能と結晶性知能の位置づけ

すでに述べたように、ＷＩＳＣ－Ⅳには言語理解、知覚推理、ワーキングメモリ、処理速度の四つの指標がある。もう一方のＫ－ＡＢＣ－Ⅱは、継次処理（短期記憶）、同時処理（視覚記憶）、計画能力（流動性推理）、学習能力（長期記憶）、知識（結晶性能力）の五つの指標から成り立っている。

いまここで、ＷＩＳＣ－Ⅳの行列推理（流動性知能の指標）と絵の概念課題（抽象的推理の指標）、Ｋ－ＡＢＣ－Ⅱの流動性推理を測るパタン推理と文章完成を併せて流動的推理と呼ぶことにして、この流動的推理と結晶性知能を中心に考えてみたい。さまざまな研究の結果、流動的推理はワーキングメモリ（作動記憶）のサイズと効率に依存し、結晶性知能は長期記憶のサイズ、長期記憶内部での組織化と、問題解決に必要な情報を検索する際の効率に依存していることが明らかになっている。つまり流動的推理をうまくはたらかせるためには、同時にさまざまな情報を参照でき（ワーキングメモリのサイズ）、また素早く処理をすること（ワーキングメモリの効率）が求められているということである。また結晶性知能をうまくはたらかせるためには、たくさん記憶が貯蔵されていること（長期記憶のサイズ）、記憶がうまく引き出せるようになっていること（長期記憶内部での組織化）、そしてうまく引き出す方法を知っていることが必要になってくる。

このようにして、ＷＩＳＣ－Ⅳのワーキングメモリは流動的推理を効率的にはたらかせるための指標であり、言語理解は結晶性知能それ自体である。他方のＫ－ＡＢＣ－Ⅱの継次処理（短期記憶）と同時処理（視覚記憶）は、ワーキングメモリ的な役割を担っていると考えることができ、また学習能力とは、長期記憶そのものを意味している。以上述べたことから、WISC－ⅣとK－ABC－Ⅱは両方とも、流動的推理と結晶性知能を中心に課題が構成されていると考えることができるのである。

この考えは流動性知能と結晶性知能を対置させたキャッテルとは違って、流動性知能をより広く理解しようとする立場であるといえるだろう。キャッテルはカルチャーフェアであることにこだわったため、図形に関する推理にこだわってテストを作成したが、用いられたさまざまな図形の知覚がカルチャーフェアであるという保証はどこにもない。むしろWISC－Ⅳの絵の概念課題のような具体物を使ったカテゴリー的推理や、K－ABC－Ⅱの文章完成課題のような絵の系列から物語を推理するといった論理的推理を含んだ、流動的推理という概念として流動性知能を理解しようというわけである。

このように二つの知能検査をみてくると、出所の違いはわかるとしても両者の決定的な違いがどこにあるのかわかりにくい。WISCの場合にはウェックスラー検査の生い立ちからしてもわかるように、理論からというよりはむしろ、心理臨床場面での経験をもとにして改訂されていったという側面が強いのではないか。これに対してK－ABCの場合にはその理論的背景を明らかにしながらテストが作成され、また改訂が進んでいったようである。ここで初版と改訂版の双方で重要な地位を占めているのが、ルリアのモデルだとされている同時総合と継次総合の概念である。この概念が果たしてルリアのものだったか、そして理論的背景とするに足るだけの重要な概念だったかどうか、その疑問についてこれから述べることにしたい。

K－ABCおよびDN－CASの脳モデルの問題点

K－ABC－Ⅱの同時処理と継次処理については、そのマニュアルに、ルリアの脳モデルに基づいて作成されたものだと書かれている。またここで新たに紹介するDN－CAS認知評価システム[8]の作成者の一人のダスは、いち早くこの同時処理と継次処理に着目し、このモデルをもとにしたテストを、精神遅滞者を含むさまざまなグループに適用し成果を挙げていた。しかしこの二つの検査の成り立ちを詳しく検討してみると、同時処理と継次処理という考えがルリアによる脳モデルであるとするだけであってそれ以上の説明はどこにも見当たらない。日本でも、同時処理と継次処理がルリアモデルからの事実であるかのように、学術研究において語られている。それが間違いであることを指摘することは、知能検査で測られているものが何であるかを理解するうえでも重要であると考え、あえてここで問題提起をすることにした。

この同時過程と継次過程という二つの処理様式が、ルリアの脳モデルを理解するうえで重要な鍵となることを発表し、やがては認知機能測定のツール作成へと進んでいったのは、インド生まれのカナダの教育心理学者ダスであった。彼はアイゼンクの下で博士号を取得した経歴をもっているが、一九七九年の『同時的・継次的認知過程』という、キルビーとジャーマンとの共著によって世に知られるようになった[9]。ルリアの考えをもとにして作成したといわれる、ダスモデルと呼ばれるようになった図式の原型は一九七五年のものだが、より洗練された形となって一般に知られるようになっているものを図13に示しておいた。同時的・継次的処理は第二機能系、計画性は第三機能系、覚醒・注意は第一機能系に対応して位置づけられていることに注目したい。後で触れるように、ルリアが最初に継次総合に触れた研究では、第二機能系ではなく第三機能系が関係していたからである。

ダスらのこの本には付録として、同時処理、継次処理そして処理速度についてのテストマニュアルが掲載されていて、それが現在日本でも使われているＤＮ－ＣＡＳ認知評価システム（Das-Naglieri Cognitive Assessment System）の原型であり、ダスモデルを理解するうえでも重要であるのでそれをまず紹介しておきたい。なお共著者のナグリエリは、カウフマンの下で仕事をしていたという経歴の持ち主である。

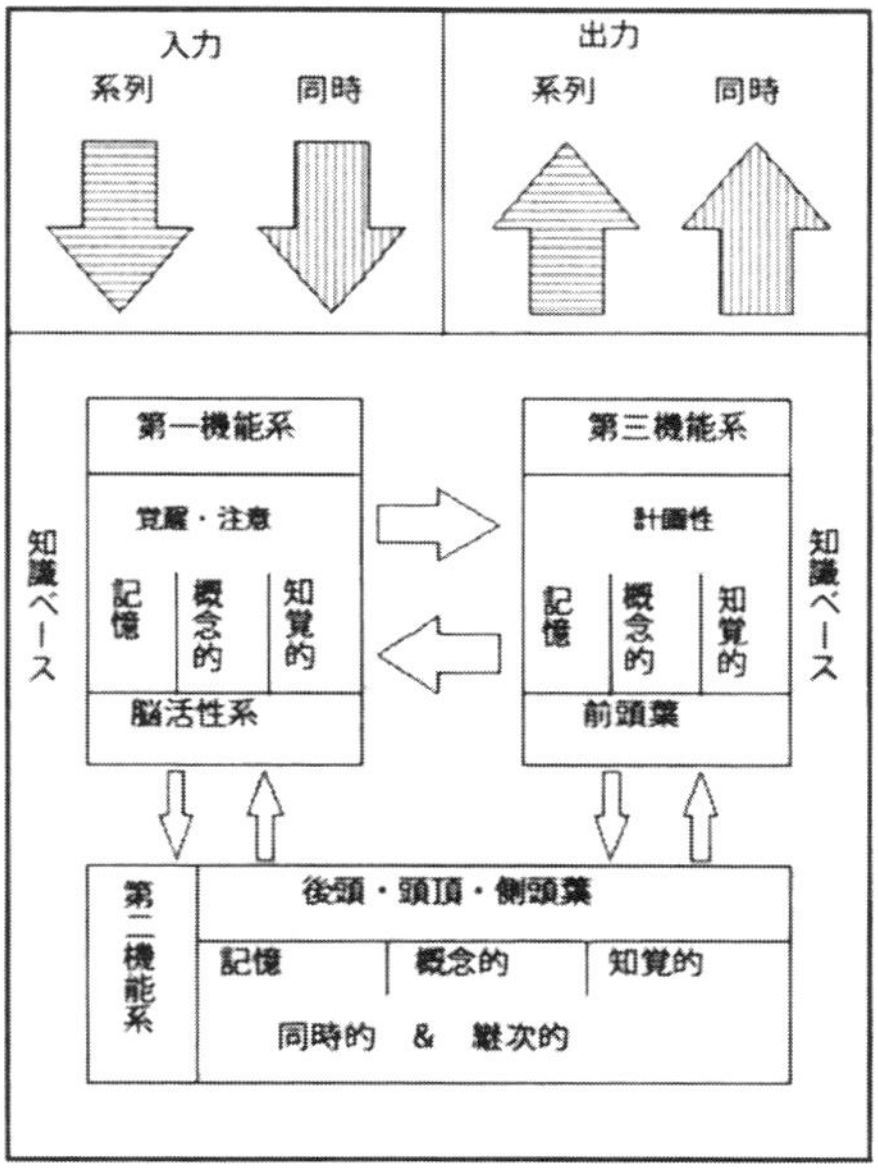

図 13　ダスのモデル

同時処理のテストには、レーブンのマトリックス、記憶によるデザインの再生、図形模写、耳で聞いた信号がどれであったかをドットで確かめたり、その逆をやったりする符号変換がある。後で触れるが、ＷＩＳＣ－ⅣやＫ－ＡＢＣ－Ⅱではこのレーブンテストは流動性知能の指標であったのが、ダスは同時処理テストと考えていた。この考えはＤＮ－ＣＡＳ認知評価システムにも引き継がれている。後で詳しく検討するように、レーブンのマトリックステストは同時総合そのものではなく、同時総合と計画性の相互作用の結果としてあらわれるものであって、第三機能系の計画性のはたらきを最も的確にあらわしたものである。このようなＤＮ－ＣＡＳ認知評価システムの問題点を考慮しながら、検査結果の解釈を行うべきではないだろうか。

次の継次的処理課題としては、単語の系列の再生課題、数の系列の再生課題、視覚的に出された数字の空間的配置の再生がある。これは短期記憶あるいはワーキングメモリ課題とＷＩＳＣ－ⅣやＫ－ＡＢＣ－Ⅱでいわれているものと同じものである。処理スピード課題としては、心理学でストループテストとして知られている課題が用いられている。この課題では、色に関する単語が色の意味とは違った色で描かれているが（たとえば「green」を赤色、「red」を青色で描いてある）、このような単語の行列を読んだり、単語の色を命名したりするスピードが問題となる。要するに色または文字からくる干渉を抑制して素早く処理を行う能力が問われていることになる。しかしストループテストが、注意のコントロールという点から第一機能系のはたらきを反映しているとするよりもむしろ、現在、脳波や脳画像研究が示しているように前頭前野のコントロール機能とすべきなのは明らかである。

ダスらの前述の本の第三章の「同時・継次過程のモデル」は、「モデルのルーツ」と題した節でもって始まるが、ルリアがどのように言及していたかについての引用は見当たらず、あいまいなままに残されているという感じで読み終わってしまったというのが私の実感である。日本の学術論文での記述をみても、「ルリアモデル＝同時総合・継次総合モデル」であるかのような理解が多いのは残念なことである。継次総合といわれているものは、短期記憶あるいはワーキングメモリといわれているものであって、継次総合の名に値しないものである。

これから継次処理と同時処理のルーツについて検討していくわけだが、特に継次総合については、ルリアモデルのなかでは大きな位置をしめるものではなかった。しかも現在、継次処理の名の下にあるテストとルリアの考えが、違ったものであったことも明らかになってくるだろう。一度ルリアモデルと名付けられるとその源を検索することなく、知能検査のモデルとなってしまったその経緯を私なりにたどってみたい。またこのことが、前頭葉に含まれる継次的処理のはたらきと、計画性との違いを明らかにしてくれるものとなり、結果的には流動的推理とは何かを解き明かす鍵となってくれることが期待できるからでもある。

ルリアの継次処理と同時処理の問題についての、研究の経緯についてヒントを与えてくれたのは、ルリア『人間の脳と心理過程』の訳者である、東北大学名誉教授松野豊氏によるこの著作の解説にあった紹介論文であった[10]。この解説では二つの処理過程についての最初の発表が一九四八年であって、その後一九六三年に改めて紹介されたとして、その研究が詳しく紹介されている。しかしたとえばルリアの大著『人の高次皮質活動』（一九六二）の英訳版[11]（一九六六）の索引には同時総合と継次総合の項目があるが、継次総合の該当ページには継次総合の語はでてこない。同時総合の該当ページにはその語はでてきている。同じ著作の増補改訂版（一九八〇）では、索引からも二つのことばは削除されてしまっている。この本よりもポピュラー版として知られる『はたらく脳』（一九七三：日本語訳名『神経心理学の基礎』）では、第五章が「頭頂葉と同時総合の組織化」と題され、多くのページが割かれている。[12] このようにして同時総合については、その概念の確かさと概念によって示される現象はゆるぎない確たるものであったが、継次総合の概念はその後姿を消してしまっている。何はともあれ松野豊氏の記述をもとに、ルリアの問題となった研究を紹介しておこう。

ここで問題となる同時総合と継次総合が関係する部位は、同時総合は第二ブロックの頭頂－後頭部、継次総合は第三ブロックと第二ブロックの双方が関係する前頭－前頭後部あるいは前頭－側頭部である。ここで継次総合が第三ブロックと関係していることが重要である。なぜならK－ABCやDN－CASでは、第二ブロックのはたらきとして理解されているからである。ルリアの観察では、頭頂－後頭部に損傷を受けた患者は、幾何学図形の模写、左右の弁別、地図の読み、時計の針の読み、数の位取り、暗算、さらには「父の兄」の意味の理解のような論理－文法構造の理解といった知的なはたらきで、五〇～九〇パーセントの患者で障害がみられた。しかしリズムの再生、数系列や語系列の復唱、図形の系列の再生や詩の暗唱などでは障害は二〇パーセント以下と少なかった。他方、前頭－前頭後部あるいは前頭－側頭部に損傷のある患者では逆に、前者の課題では障害は全然みられなかったのに、後者の課題では六〇～七〇パーセント程度の患者に損傷がみられたのであった。

継次総合の課題には、机の面を手のひらで打ち、次に手刀を切り、次いで手の背を上にしてこぶしで打つという動作や、┐＞┐＞の形を一筆書きで描いていくという運動が含まれている。手の動作の検査について考えてみると、教示された動作を行うためには、いま検査者が行った動作をみて短期的に記憶し、それを自分の動作として再現しなければならない。再現するためには、手のひらを打つという動作についての筋肉運動的な記憶に基づいて、自分の目で動作を確かめなければならない。つまり、一見単純にみえる一連の動作のなかには複雑なプログラミングが含まれているのである。また詩の暗唱は、単純な数系列や語系列の復唱の場合と同様に暗記も可能だが、詩には意味があり、また詩独特の韻律の響きがある。これは単純に短期記憶の範疇には入らないものである。これらの課題はすべて、計画性の範疇に入るものではないだろうか。

そこで計画性とは何か考えてみることにする。計画性とは、目標をもち一定の行為を遂行するために、その行為を遂行する方法や順序について考え、操作する過程のことである。考え、操作するとはいっても、意識的なものであるとは限らない。また予め頭のなかで考えるか具体的な行為をするなかで考えるかの違いはあるだろうが、どちらも計画性であることには変わりはない。そうだとすると、ルリアが行った継次総合の課題はすべて計画性に基づいた行為であったことになる。それが手本の模倣であったかどうかは問われない。手本にしたがって計画を立てたのである。それならば、知能検査で継次総合と計画性とを区別するものは何であろうか。実はK－ABC－ⅡとDN－CASで問題とする計画性は違った範疇のものなので、このことをまず検討しなければならない。

流動性知能と計画性

これまで述べてきたことを整理するために表5として、左二つにK－ABC－Ⅱがその理論的支柱としたルリアモデルを、そしてWISC－Ⅳはルリアモデルには依拠していないという意味から右端に置いて示してある。

DN－CAS評価システムの内容についてはすぐ後で触れる。表をみて気づく大きな問題は、WI

表５　ルリアモデルと K-ABC- Ⅳ、DN-CAS 評価システムおよび WISC- Ⅳの関係

ルリアモデル	CHC モデル（K-ABC Ⅱによる）	K-ABC- Ⅱ	DN-CAS	WISC- Ⅳ
学習能力	長期貯蔵と検索	学習能力 （名前の学習） （判じ物）		
継次処理	短期記憶	継次処理 （数の再生） （語の順序）	継次処理 （単語の記憶） （文の記憶） （発語の速さ）	ワーキングメモリ指標 （数唱） （語音整列） （算数）
同時処理	視覚処理	同時処理 （ローバー） （模様の構成）	同時処理 （図形の推理*） （関係の理解） （図形の記憶）	知覚推理指標** （絵の完成） （積木模様）
計画性	流動的推理	計画能力 （パタン推理*） （文章完成）	プラニング （数の対探し） （文字の変換） （列つなぎ）	知覚推理指標** （行列推理*） （絵の概念）
	結晶性能力	知識	注意	言語理解指標 処理速度指標

注：* はマトリックス課題で、K-ABC- Ⅱ、WISC- Ⅱと DN-CAS ではくい違っている。
**WISC- Ⅳの知覚推理は同時処理と計画性の両方にまたがっている。

SC－Ⅳにはルリアモデルでいう計画性に相当する特別の名称がないということである。ルリアモデルでいう同時処理に対応すると考えられる知覚推理の名称が、テストの内容からして計画性に対応すると考えられるテスト群にもつけられている。流動性知能を測定するものとして行列推理課題が挙げられてはいるが、流動性知能の軽視に伴うその位置づけの問題点が指摘できるのではないか。ウェックスラー知能検査では前頭葉機能が測られていないという批判が古くからあったが、そのような批判に対する反省は、少なくとも流動性知能の位置づけのうえからみると生かされていないようである。

次の問題点は、K－ABC－ⅡとWISC－Ⅳでは流動性知能を測るとされているマトリックステスト（K－ABC－Ⅱではパタン推理、WISC－Ⅳでは行列推理）は同時処理の指標としては分類されないが、DN－CASでは同時処理の指標（図形の推理）として扱われているということである。つまりK－ABC－ⅡとWISC－Ⅳでは、マトリックス課題は主として第三ブロックが行う、系列的展開のシステムが関与するものとして分類できるが、DN－CASではマトリックスそれ自体の図形的側面に焦点を当て、第二ブロックが関与する同時総合の過程として考えたというようにくい違っている。

他方のWISC－ⅣとK－ABC－Ⅱでの同時処理の指標はどうかというと、WISC－Ⅳの積木模様課題、そしてWISCの積木模様テストを模してつくられたK－ABC－Ⅱの模様の構成課題が同時処理を測るとされている。次の章の近藤の研究で示されるように、この積木模様の解決には二つの方法があり、視知覚的側面に注目した方略と、計画の遂行に関わる方略とがあることがわかっている。ただし積木模様ではその課題の性質からして視知覚的な側面が前面にでて、もっぱら同時処理の

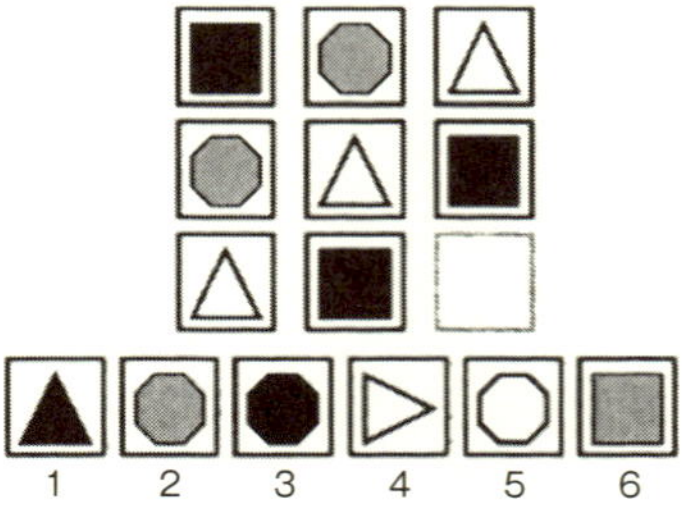

図 14　DN － CAS の図形の推理課題

過程として考えられがちだった。積木模様テストであっても、それを単純に同時処理課題と考えるのは誤りである。それではマトリックス課題の場合はどうであろうか。

図14にはDN－CASの図形の推理課題の例が示されている。同時処理には図形の推理、関係の理解、図形の記憶があるが、問題なのは図14のマトリックス課題である図形の推理である。実際は色つきだがこのままでも理解できるのでモノクロで示してある。図をみてわかるように、このテストは基本的にはK－ABC－ⅡとWISC－Ⅳで計画性を測るとされたマトリックスタイプのカルチャーフェア・テストと同一の原理からできている。この点WISC－ⅣやK－ABC－Ⅱの考えとは全く相容れない位置づけである。それは計画性の位置づけの違いと関係している。

DN－CASでは違った観点から、計画性にはプラニングと命名された独自の検査項目を位置づけている。「数の対探し」は「一つの行に並んだ六つの数のなかから一対の同じ数を見つけて下線を引く」、「文字の変換」は「文字を記号に置き換える」、「列つなぎ」は「数や文字がばらばらに書かれたものを教示にしたがって正しい順番でつないでいく」課題である。列つなぎ課題は、高次脳障害で前頭葉診断として用いられているトレイル・メイキング・テストの変形と考えられるものである。しかし計画性の課題はその内容からして確かに計画性をみるものであることは間違いないが、マトリックス課題にみられたような推理的な側面はみられず、また結晶性知能の成果としての知識を利用して計画を行うという側面が強い。このように、WISC－ⅣやK－ABC－Ⅱとは大きく違っているのに注目する必要がある。

継次処理はといえば単語の記憶、文の記憶、発語の速さというようないわゆる短期記憶の範疇に属するテストであって、ルリアのオリジナルの課題とはほど遠く、その点ではWISC－ⅣやK－ABC－Ⅱと共通している。

まとめ

これまでルリアの脳モデルを手がかりに、三種類の知能・認知能力検査を検討してきた。明らかになったことがいくつかある。第一はその名称の違いはあっても、継次処理といわれるものとワーキングメモリあるいは短期記憶のあいだの関係にみられる三種の検査の共通点である。そこで取り扱われる記憶材料はすべて言語的なものであって、これは言語処理が基本的には系列的な処理であることの反映であるとみなすことができる。しかしそれが、ルリアに由来する継次処理であることがいえないことは詳しく指摘しておいた。また空間性の継次処理課題は一つもない。

第二の問題は、三種のテスト間にみられるいわゆる同時処理課題の扱いについての違いについてである。DN－CASの同時処理課題としてマトリックス課題（図形の推理）が入っているが、K－ABC－Ⅱではマトリックス課題（パタン推理）は流動的推理の課題と考えられている。WISC－Ⅳではマトリックス課題（行列推理）は知覚推理という大枠に入ってはいるが流動性知能の指標として定義されている。これはDN－CASとK－ABC－Ⅱの、ルリアモデルをどう考えるかについての考え方の違いからくるものである。DN－CASでは、前頭葉のはたらきを計画性のごく狭い意味に限定し、マトリックス課題をそこから除外したが、このことがDN－CASでのテスト構成が他の二つの知能・認知検査と異なっていることの原因ではないかと考えられる。

他方、WISC－ⅣやK－ABC－Ⅱでは、キャッテルやホーンのいう流動性知能を念頭におき、ホーンらがいうような新奇な状況で推理を行う能力、一般的推理、図形的関係や意味的関係の把握、分類や概念形成を問題にしている。たとえばWISC－Ⅳのマトリックス課題には蝶の分類課題があり、そこから分類、類推的推理あるいは系列的推理を通して流動性知能あるいは一般的知能をみようとする。私は前頭葉のはたらきを狭い意味での計画性に限るのではなく、事象を系列化して展開するはたらきとしてとらえるのが、ルリアの脳モデルに合致するものであり、また流動性知能の正しい位置づけだと考えている。

ルリアの脳モデルに戻して考えるならば、四七頁の図8に示したように、第三ブロックの「推理・思想の展開・判断」のはたらきを反映した流動性知能と、第三ブロックの「概念・知識・理解」のはたらきを反映した結晶性知能が、知能検査からみた二つのこころのはたらきであると結論づけられるのではないか。二つのこころの交流があって、知能という世界が一つの統一体として存在することになる。

この章では、知能検査の構成それ自体に目を向けてきたために、知能の発生と進化という観点からの話は行ってこなかった。しかし流動性知能を定位的反応、結晶性知能を収斂的反応として関係づけてみるならば、その姿をおぼろげながらも思い浮かべることができるのではないだろうか。流動性知能はもともと、生体の危険を予知する反応として発生し、それが危険を避け、また相手を獲物にすることをたすけるために役立つはたらきであることを通して発達し、一つの技術として収斂していったと考えられる。

前の章では、情動と認知のはたらきが外側前頭前野で統合されるという、ジェレミー・グレイらの研究成果を紹介したが、彼らはまたその同じ場所が、流動性知能とワーキングメモリのはたらきを媒介しているという研究成果を発表している[13]。流動性知能は前頭前野のはたらきとこれまで考えられてきたが、その直接的証拠を示すために彼らは、前研究と同一の３－ｂａｃｋのワーキングメモリ課題を課し、困難度の高い試行の際にみられるｆＭＲＩの変化量とレーブンのマトリックス課題で測定された流動性知能の高さとの関係をみたわけである。高い流動性知能の対象者はワーキングメモリの高い干渉の試行の際により正確な判断を示していたが、その折に外側前頭前野と頭頂葉でのｆＭＲＩのより大きな変化量が観測された。

これは後でこころの理論に関する研究を述べる際に詳しく紹介する研究だが、右外側前頭前野でこころの理論とセルフ・パースペクティブのはたらきが交互作用するといったボゲリーらの研究[14]や、右外側前頭前野はプランの生成に、左外側前頭前野はプランの遂行により深く関連しているというニューマンとジャストらの研究[15]は、流動的推理と前頭葉の関係を考えるうえで大きな示唆を与えてくれるものとして位置づけることができる。

特に注目したいのは右外側前頭葉の役割である。外側前頭葉はルリアによれば行為や運動の計画の形成と関係深い部位であって（第三章の「計画と出力のシステム」の項を参照のこと）、このことがルリアモデルでいう計画性が、ＣＨＣモデルでは流動的推理、Ｋ－ＡＢＣ－Ⅱでは計画能力、そしてＤＮ－ＣＡＳではプランニングと対応づけられた理由でもあった（前掲の表5を参照のこと）。つまり異なった領域にあるこころのはたらきを結びつける（交互作用させる）部位が右外側前頭前野のはたらきであり、それが推理作用として流動的推理に、あるいはプランの生成に関わっていると考えるわけである。それではこのような右外側前頭前野のはたらきは、情動やこころの理論とどのように関わっているのか、また左半球はまたどのような役割をそのなかで演じているのか、本書の最後にまとめてみたいと考えている。

●「定位と収斂」という観点から

ここでもう一度、定位的反応および収斂的反応と、流動性知能および結晶性知能の関係に触れてみたい。本書のはじめに、それぞれの反応の基本的な形が左右の半球に特殊化されているというアイディアを紹介したが、この「基本的な形」という意味は流動性知能と結晶性知能にも当てはまるものである。流動性知能が主として非言語的材料を用いた推理であり、結晶性知能が主として言語的知識に関するものが多いことから、流動性知能を右半球、結晶性知能を左半球と関係づけようとする試みがみられるが、実際のあらわれ方はそれほどはっきりしたものではない。様々な形の定位や収斂、あるいは推理の方法や知識のまとめ方が考えられるからである。その例をある限定された課題ではあるが次章で眺めることにしよう。

第六章　認知の方略にみる二つのこころ

同じ問題でも違った解答方法があるようにみえる

これまで知能検査のなかにみられる二つのこころとして、流動性推理と結晶性知能を抜き出すことができることを述べてきた。このなかの流動性推理は、ありとあらゆる方向にこころを傾けるというその内容からして、つかみどころのないものである。流動性推理の原点であるキャッテルのカルチャーフェア・テストをもう一度検討してみよう。

「分類」は残りの四つのパタンと違った図形を選ぶ課題であり（正答は三）、「系列」は左の系列の延長として右の五つの図形から選ぶ課題であった（正答は五）。「マトリックス」は左の空所に右の図形のどれを入れれば正しいか（正答は二）、トポロジーは右の五つの図形で、点を円の内側、四角形の外側に置けるのはどれか（正答は三）という課題であった。しかしどうやってそれぞれの正答にたどり着いたかは、さまざまな道が考えられる。

分類課題からはじめよう。まずは何に注目するかである。図形の形で丸か三角かがまず目につく。

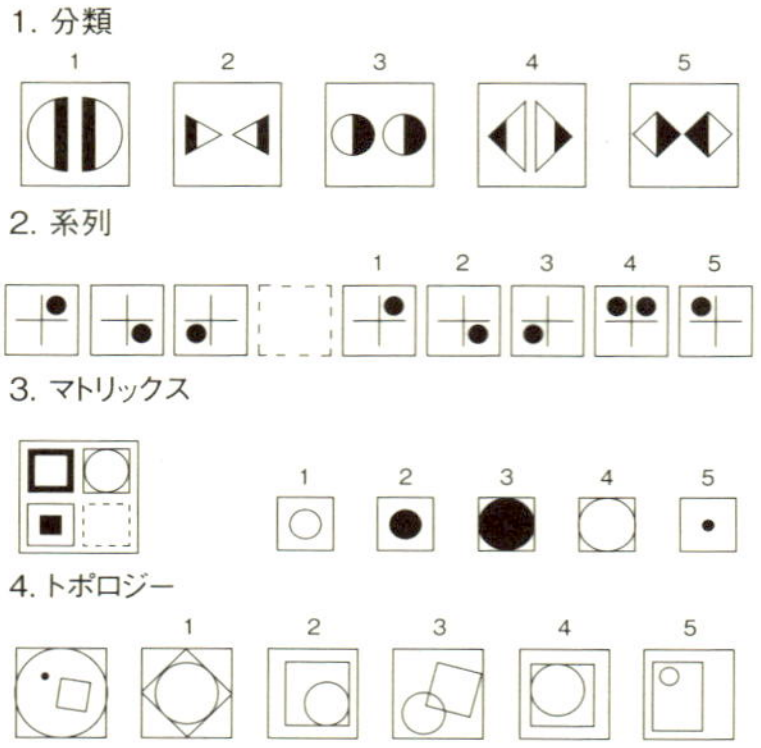

図15　キャッテルのカルチャーフェア・テスト（再掲）

しかしよくみると半円があったり四角形があったりしてどうもこれではないようだ。それではと、黒い部分に注目するところまでくると解答はすぐ目の前にある。そうだ、左右対称でないもの、三が正解である。いまことばで述べたが解答に行き着くまでの道筋はことばによって導かれるものとは限らない。ことばにならないイメージでもって操作されることもあるし、また私が示した道筋よりもっと近道、場合によってはすぐさま正答ということもあり得ることである。それはイメージ操作の速さということになるのではないか。まとめてみると次のようになる。何が目に入るかは視知覚的な分析と総合能力である。複数の図形を見回して共通点と相違点を抽出するのは、推理能力が関係しているこれらの二つの能力が助け合いながら解答へと導いていくのである。

系列課題では黒丸が時計回りに回転していることに気づけばよいわけだが、四に黒丸が二つあることで混乱してしまう人があるかもしれない。そこで教示を忘れてしまって、違うものは何かと考え四と答えてしまう人がでてくる可能性もあるだろう。黒丸の回転に気づくのは視知覚的な鋭敏さだろうが、どちらにどれだけ回転させればよいかに気づくのは推理能力である。

次のマトリックス課題は、ＷＩＳＣ－ⅣやＫ－ＡＢＣ－Ⅱのマトリックス課題の原型となったものであり、カルチャーフェアな推理課題として最適なものである。前提としてマトリックス課題では、上下左右で意味が通らなければならない。正答を探すための方略（ストラテジー）として、候補から除外していくというのと、はじめから候補を立てていくやりかたが、手堅い方法として考えられる。除外していく方略では、四はマトリックス内に同じものがあり、五は黒丸が小さすぎるという理由から除外される。三はマトリックス右上の黒白反転図だが、そのようなものは他にないので除外する。残りの一と二だが、マトリックスの上段は中が白の四角形と円で、下段左が黒の四角形なので右には黒の円がくることになる。

このように除外のルールを立ててから問題を解決していくより、はじめからマトリックスにある三つの図形を眺めてルールを発見するほうがもっと手っ取り早いかもしれない。いやむしろ、一つずつ置いてみて確かめていくという方法が最も適している方法のようである。いずれにせよ、系列課題やマトリックス課題では、図形をイメージとして空いている箇所に入れてみるという推理に基づく操作が重要である。最後のトポロジー課題は、まず設問の意味を理解することから始まるだろう。それが理解できれば、点を右の図形の円のなかに入れてみて、条件を満たす図形がどれであるかを探せばよい。

このようにしてキャッテルのカルチャーフェア・テストのどの課題でも、推理にはいくつかの方略が考えられるが、どのような方略が適当かを探索し、探索して得られた方略を適用してみた結果それが適当であるとわかればその方略を採用し、だめならば別の方略を採用する……といったメタ認知的なはたらきが重要になってくる。自分の認知のあり方を眺めるもう一つの目というわけである。しかしこのようなメタ認知的な活動をするなかで、どのような認知方略をとるかについての個人的な好みというものがあり、認知スタイルと呼ばれているものがそれである。人が課題解決をしているときは、課題の解決にはどれだけの変数が必要なのかといった既存の知識を駆使し、それに適した方略を選び出すわけだが、認知スタイルの考え方はそれらの方略のなかから、相対立する二つの方略を選び出して、その特徴を調べようという考えである。ここである課題を課したときの解決方略の特徴から認知スタイルを検討していこうとする場合、課題は知能検査に比べると単純なものを選ぶことが望ましい。課題解決の道筋がみえやすいからである。

ここで紹介する二つの認知スタイルの検査は、図形をみてある正答を得るという点で、流動性知能を測っているマトリックス課題と類似しているようにみえる。しかしその問題解決の過程は、マトリックス課題の場合のように、マトリックスの空所の、上下左右の関係についてのある原理を推理し発見する過程に関するものといったものではなく、求められる図形と同一の図形を探索する過程に含まれている認知活動であるという点で異なっている。つまりそのなかには、レーブンのマトリックス課題が測定するような流動性知能に特徴的な、事象を系列化して展開するはたらきのなかの、狭い意味での計画性だけが問題とされているのである。計画性とは、目標をもち一定の行為を遂行するために、その行為を遂行する方法や順序について考えて操作する過程を指すが、認知スタイルで用いられる一定の行為とは、流動性知能遂行の際に用いられる推理ではなく検索という行為であった。そこで用いられる検索という行為がどのようなものであるか、熟慮型-衝動型と場独立型-場依存型の二種類の認知スタイルテストを通して、認知の方略にみられる二つのこころの姿をみることにしよう。

熟慮型－衝動型と場独立型－場依存型

図16をみてほしい。これは同画検索テスト（MFFT）という認知の速さと誤りの数から認知スタイルの特徴をみる検査である。少しずつ違って描かれているたくさんの絵のなかから、探し当てるべき絵（見本）と全く同じ絵（選択図形）を探し当てなければならない。図は児童用のテストのなかの一枚でいちばん上が見本、下の六枚が選択図形で合計一二種類の図版がある（図の正答は上段左側）。

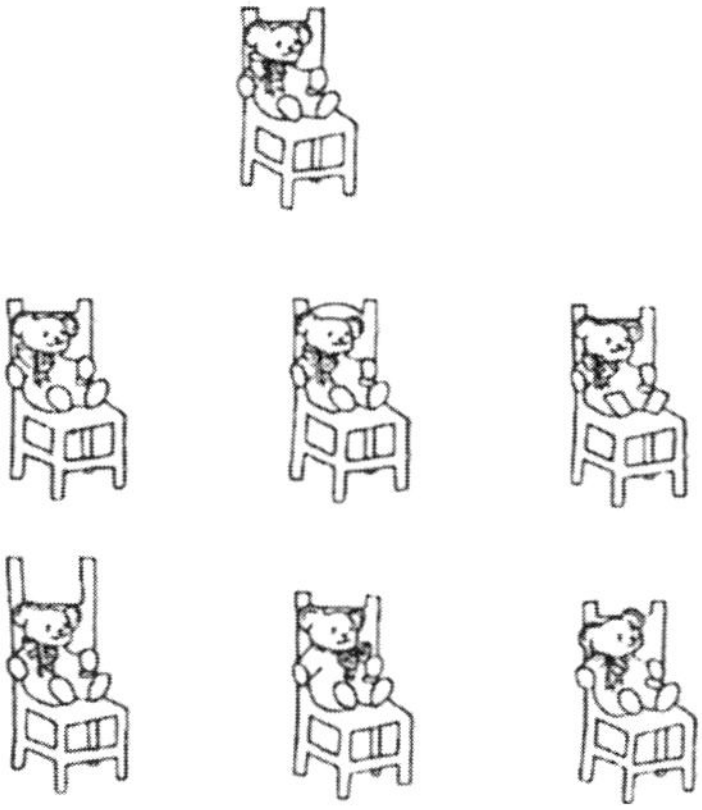

図16　同画検索テスト（MFFT）

時間制限は設けられず、また間違った絵を選ぶともう一度選び直さなければならないが、一二枚の図版全体をやり終えるまでの時間と間違いの数で、時間はかかるが間違いの少ない「熟慮型」と速くやり終えるが誤りの数の多い「衝動型」に通常分類されている。熟慮型では絵を系統的に比べて、どこが違うかを見きわめてから回答するので時間がかかるわけである。ここでいう系統的ということばを、計画的ということばに置き換えると、熟慮型が前頭葉の関与と関係深いという理由が理解できるのではないか。もう一方の速く回答する人は、いくつかの絵を見比べてこれだと思ったら、他を検討することなく回答するので速い。前頭葉による計画性が途中で途切れてしまう。熟慮型は分析的な処理方略をとるが、衝動型は全体的な方法で問題を解決するとされている。熟慮型は図版を系統的に走査するが衝動型ではそのような系統性はみられない。熟慮型のことばの使い方は成熟しているが衝動型では自己中心的である。このような点からみても、熟慮型のほうの問題解決能力が高いことは理解できるだろう。

これまでの研究から、熟慮型は衝動型よりもレーブンのマトリックス課題の成績はよく[1]、またメタ記憶[2]つまり自分の記憶貯蔵庫の内容の記憶で優れていることがわかっている。この熟慮型－衝動型の認知スタイルと深い関係がみられるのが、場独立型－場依存型の認知スタイルである。このテストは空間能力あるいは空間的視覚化のはたらきをみるとされている。図17をみてほしい。これは私が使っている場独立型－場依存型の認知スタイルを測るテストの一部分で、全部で三〇問ある。一から三〇までの図形のなかに、aからeまでの図形のどれが隠されているかを一〇分以内に素早く発見するのが課題で、平均解答数は一五である。この課題では見本図形が隠されているテスト図形のある部分を抜きだし（つまり図形という知覚的な場からある部分を独立させ）、五個の見本図形と比べ正答を得ることになる。このテストにはいろいろな変種があるがその基本的な原理は同じである。

この課題を解くにはいくつかの方略が考えられる。一つは順番に入れてみる方法だが、これは不経済である。第二は大きさに注目する方法で、たとえば図形6や8のなかには大きさからみてeだけしか入らないと考え実際に当てはめてみる方法である。同様にbは左右対称であるのでそれに着目する、またdは右上がりの平行線が三本走っているのでそれに注目する、などがある。場独立型は問題解決の際に分析的な方法を使い、場依存型では全体的な解決方法であるとされているが、前述の一以外の方法は分析的な方法だといえるだろう。

熟慮型－衝動型と場独立型－場依存型の認知スタイルが、ともに分析的－全体的という処理方略の軸の上にあることの理由として、選ぶべき見本図形と選択図形のあいだを系統的に探索するかどうかと、また一般知能の高さと関係があること、そして「いま自分のなかで進行している認知過程を対象化して認知する」という、メタ認知能力と関係していることが挙げられている。

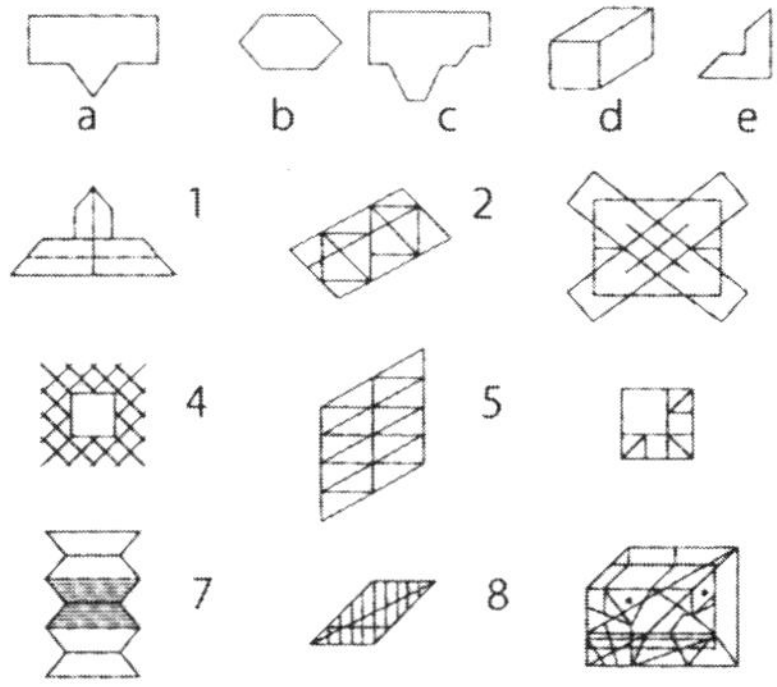

図 17　埋没図形テスト（EFT）

ここで同画検索テストと埋没図形テストを使って二つの認知スタイルの関係をみた、一二歳から一三歳までの子どもを対象にしたフランスのローゼンツバイクらによる研究を紹介しよう[3]。この調査ではそれほど数は多くはないのだが、解答が速くしかも誤りの少ない「速－正確」群と、解答は遅く誤りの多い「遅－不正確」群がこの調査で選び出され、分析の対象となっている。また、難しい問題には時間をかけ、易しい問題には時間をかけないというような、メタ認知的コントロールがうまくいっているかどうかをみるための指標が考案されている。このほかにフランスで開発されたg因子テストと全体的処理に有利だとされている空間能力テストが用いられている。

表６　同画検索テストによって測られる認知過程

	場独立ー依存	空間能力	g因子	メタ認知指標
速ー正確型	＋	＋	＋	＋
熟慮型	＋	−	＋	＋
衝動型	−	＋	−	−
遅ー不正確型	−	−	−	＋

場独立的傾向とg因子の高さは分析的過程が備わっている可能性についての指標とされ、またメタ認知的コントロールの指標は分析的過程をよくコントロールしているかどうかを判定する指標とされた。g因子とは何をあらわしているか論文からはテストの内容が不明だが、このテストの位置づけからすると多分に流動性知能の色彩の強いものであると推定される。空間能力テストは知能研究で有名なサーストンが考案したもので、回転した立方体を認知する能力を問うものである。

調査結果は次のようであった（表6参照）。熟慮的な子どもは場独立的でg因子得点は高いが（分析的過程の高さ）、空間能力は低かった（全体的過程の低さ）。また同画検索テストで難しい問題には時間をかけ、易しい問題は素早く行うというように、ものごとを認知して遂行する際のメタ認知的コントロールがうまくできていた（分析的過程のコントロールの高さ）。速－正確型の子どもは、すべての指標で優れた成績を示していた。場独立的傾向と空間能力の高さから、分析的過程と全体的過程が備わっている可能性が示され、またg因子とメタ認知的コントロールの高さからは認知的成熟が推察されるとしている。

これに対して衝動的な子どもでは空間能力にはある程度の高さはあったが、それ以外のテストの成績は悪かった。このことから認知的成熟度は低いと結論づけられている。また空間能力は高かったが、一般知能の適度な高さによって支えられなければならないものであった。最後の遅－不正確型の子どもは、難しい同画検索テストに時間をかけるという意味では熟慮的な子どもや速－正確型の子どもに似ていて、衝動的な子どもとは違っているようにみえるが（メタ認知的コントロールの高さ）、適度な分析的（場独立的）および全体的（空間能力）過程が不十分であると結論づけている。ここで注目したいのは、分析的過程と全体的過程がともに備わり、また認知的成熟度が高い速－正確群である。日本では波多野が一九七四年に発表した調査では、幼稚園期から小学一年生にかけて急激な熟慮型への変化があり、それを超えると誤答数の減少と同時に反応も速くなり、発達的に速－正確型の方向へと向かっていた。この速－正確型の増加は、速くしかも正確さを求める日本独特の傾向だという考えもあったが、そうではなく、分析的能力と空間的能力を兼ね備えた人だったということになる。

埋没図形テストを用いた調査

次は私の調査について紹介しよう[4]。図18は、以前に私が関西のいくつかの大学で行った埋没図形テストの結果である。成人での平均が一五点なので、解答数が低い大学でも平均より上にあるとみてよい。男女それぞれのいちばん右端の値は偏差値の高いC国立大学だが、偏差値の順番に並んでいるのが特徴的である。これは埋没図形テストが一般知能の高さと関係しているという、前述のローゼンツバイクの資料とも対応する結果である。また、すべての大学で、男性の得点が女性より高いが、これはよく知られているこのテスト結果であって、男性が女性よりも分析的な考え方（認知スタイル）を

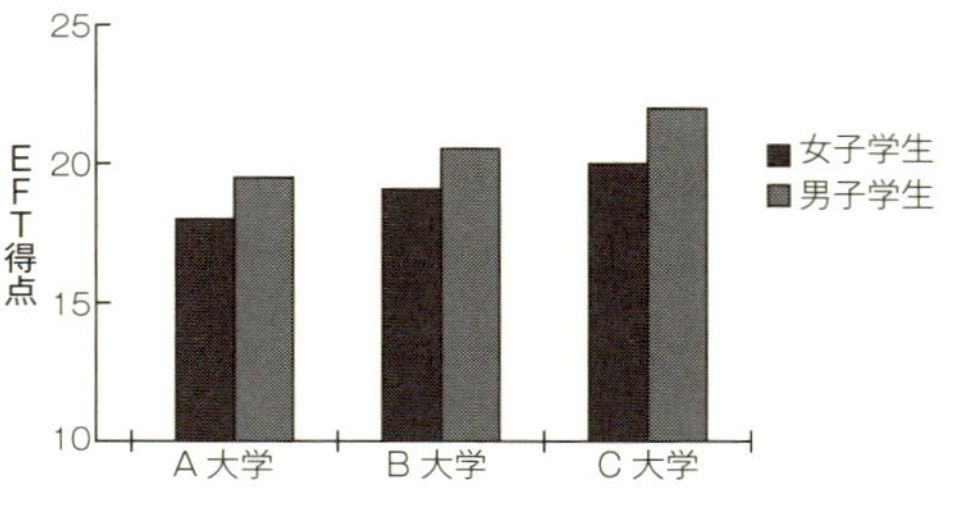

図18　大学別、男女別のEFT得点

するという私の調査結果とも一致している（一五七頁の図33、34参照のこと）。

図19をみてほしい。これは私がC大学のさまざまな学部で以前に行った調査結果である。理学部女子学生の数が少なかったのでそこは空白になっている。男子の得点が女子の得点より高いのは埋没図形テストでよくみられる現象でうなずける結果である。学部別では、文学部・教育学部、農学部、工学部そして理学部と得点は増加している。この結果は、いわゆる自然科学的な傾向が強まるにつれて、場独立的になることを示唆している。場独立的な人が、分析的処理をする傾向が強いといわれていることのあらわれであるように思える。それでは図18と図19の関係はどうなるのだろうか。共通しているのは、女子学生よりも男子学生の得点が高いことである。これは、分析的な思考様式をとる傾向の男女差として理解できることである。この男女差については、認知様式質問紙との関係から、後の章で詳しく述べることにしよう。図19での結果が、C大学の学部間での一般的な知能水準に差がないとすると、これはテストに取り組む際の認知方略の違いということになる。それは、図18の大学差として示された一般的な知的能力の違いとは異なった内容のものだと考えなければならない。

すでに述べたことだが、はじめて埋没図形テストを受けた際どういうことが起きるだろうか。たぶ

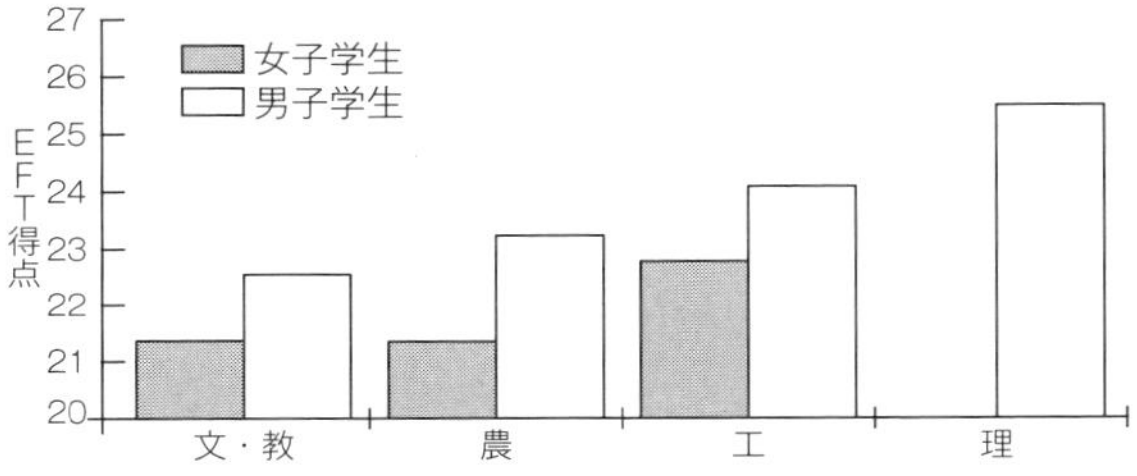

図19　C大学における学部別、男女別の埋没図形テスト結果

ん成績の悪かった大学ではまず戸惑いが先行して、どのように解いたらよいかあれこれ考えてしまうだろう。自分の認知能力を認知できないため、一定の認知方略を使うことがなかなか難しい。三〇個の図形について、いくつかの認知方略を使えばよいことがなかなかわからないのではないかと想像される。つまり対象となっている埋没された図形を探し出すという課題に対して目標を定め、それに見合う認知方略を探し出し、課題を解決していくなかで絶えず自分の認知を修正していくというメタ認知的コントロールがうまくいっていないのである。要するに要領が悪い。しかしこの要領の良し悪しが頭の良し悪しとなって表に表れてくるのである。メタ認知的コントロールが、一般知能や流動性知能において一定の役割を果たしていることを示した研究からもうなずけることではないだろうか。

　これに対して学部間でみられた成績の差は、メタ認知的コントロールの差ではなく、課題に合った認知スタイルの使い方そのものの違いによって生じたものと考えられる。先に示したフランスでの調査では、分析的スタイルと全体的スタイル両方を兼ね備えた速－正確型の子どもが、認知的に成熟しているものと考えられていた。実はこの埋没図形テストでも、全体的な処理と分析的な処理の両方を備えている人が課題の解決に有利だという証拠がある。その証拠については、次章で全く違った新しい観点から述べることになるが、常識的に考えても、埋め込まれた図形を発見するためには、まず図形を視知覚的に全体として把握する全体的な見方があり、それに加えて図形を分割し見本図形と照合するという分析的な見方が加味されるならば、鬼に金棒ということになるのではないか。このような傾向がいわゆる自然科学的傾向の強い学部で強くみられるという解釈ができるのではないだろうか。

積木模様テストを用いた調査

埋没図形テストのような空間的な推理課題解決には、全体的な把握方法と分析的な把握方法とが同時に存在することを間接的に示した研究を紹介しよう。用いられた図形と課題は違うものの、空間能力あるいは空間的視覚化に属するものとして、埋没図形と同じ範疇に入る積木模様で行われた、当時京大大学院生で現在滋賀大学の近藤文里さんの研究である。[5] この研究では、片側の大脳半球に損傷のある、片麻痺患者による積木模様（ブロックデザイン）検査の成績が、認知方略をうまく使うことによって向上することが示されている。簡単に結果を述べると、右半球に損傷を受けると右半球的な方略の補助で、また左半球に損傷を受けると左半球的な方略の補助で、障害による課題解決能力の低下が補われるという機能回復の訓練にも結びつくような結果でもあった。

この研究で使われた積木模様テストとは、図20の左にあるような手本図版を見ながら積木を組み合わせて、積木の上の面が手本の模様と同じになるようにする課題である。ＷＩＳＣでは古くから非言語性の動作検査として使われてきたもので、新しいＷＩＳＣ－Ⅳでは知覚推理指標のなかに入れられている。またK－ABC－IIでは、図形の推理を扱う同時処理課題として位置づけられている。実際、WISC－IVでは具体的に、「抽象的な視覚刺激を分析したり統合したり、非言語的な概念形成を行う能力、また併せて、視知覚とその統合、視覚－運動の協応、空間を視覚化する能力、学習、視覚刺激の図と地を分離する能力」が問われているとされるように、多岐にわたっている。この研究では積木模様テストと同時に、積木構成過程に関与すると考えられる視知覚に関する一〇項目の検査を行わせ、構成障害の原因が同時に検討された。

障害が疑われる患者数も多く構成障害が重症なのは右半球損傷（左片麻痺）患者だが、彼らでは視知覚の障害が、また左半球損傷（右片麻痺）患者では、行為のプログラムの遂行に障害のあることが主に関係していることが明らかになった。右半球損傷患者では、ブロックを積み重ねて実際に作り上げた手本を見せることによって成績が向上した。つまり課題では図20にあるように、平面という二次元で示された手本図版をみてそれを三次元化して積木と対応させていかなければならないが、右半球損傷患者では視知覚の障害のためそれができないので、手本も三次元で示したわけである。

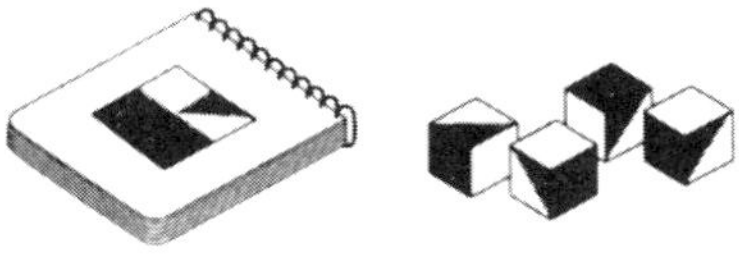

図20　積木模様テスト

左半球損傷患者では、分割線入りの図版を呈示して、行為のプログラムの遂行を補助することが有効だった。つまり分割線を入れることによって、別々の積木であることを認識させ、積木を系列的に並べていく（展開させていく）ことを可能にしたことになる。この結果から、右半球損傷患者では入力と総合のシステムである第二ブロックの、そして左半球損傷患者では計画と出力のシステムである第三ブロックの損傷が関与していることが推察される。

このようにして、左右の半球に障害をもった人たちについての研究から、積木模様課題の解決には二つの方略があることが明らかになった。WISCの動作性検査のなかでこの積木模様テストはユニークなものであったが、それは単なる空間能力あるいは空間的視覚化の課題ではなく、同時にまた計画性の遂行的側面を測る指標でもあったわけである。このように積木模様テストを理解してみると、WISC－Ⅳの解説にあった多岐にわたるそのテスト範囲もまた理解できるようになるのではないか。

まとめ

この章ではまず、知能検査のなかには通常隠れてしまっていてあらわれることのない、認知スタイルといわれている認知の個人差が、どのように知能に影響を及ぼしているかについてのローゼンツバイクらの調査を紹介した。知能検査では得点という形で量としての知能があらわれてくるが、どのようにして課題を解いたかというその道筋をみることはできない。この調査で用いられた同画検索テストでは、課題を分析的・系統的に解いたか、全体的に課題を眺めそのある部分に注目して課題を解いたかという課題解決における個人差が問題となるが、その個人差に着目して、課題解決に至るその道筋についての手がかりを得ようとしたわけである。知的能力のいわば質的な側面に注目したわけである。

次いで課題解決における分析的方略と全体的方略の、同画検索テストによるものとは違った側面を測る、埋没図形テストを使った私の調査を紹介した。そこでは知的課題を遂行する際にみられるメタ認知コントロールの違いに起因すると考えられる大学差や認知スタイルの違いによると考えられる男女差のほかに、同一大学内でみられる学部差に注目した。知的能力には差がないと考えられる学部間での違いはメタ認知能力ではなくて、分析的方略と全体的方略の両方を兼ね備えているかどうかの違いにあるのではないかと推定された。

この推定を間接的に支えているのは、WISCで用いられている積木模様テストを用いた近藤の研究と、同画発見テストを用いたローゼンツバイクらの研究である。近藤の研究では片麻痺の患者が調査対象者だったが、左半球に損傷のある右片麻痺と右半球に損傷のある左片麻痺では、損傷を受けていない半球に頼って課題解決をしなければならない。損傷を受けた半球によって損なわれた問題解決能力がどのようなものであったかを推定し、損なわれた問題解決能力が損傷を受けた半球のはたらきを補助することによってどのように改善されるかをみることから、課題解決には二つの半球それぞれに特有の処理に依存する部分のあることが明らかにされた。

同画発見や埋没図形のテストには、全体的処理と分析的処理の二つの方略があるとされている。ローゼンツバイクらの研究での速–正確群は、両方の処理に優れていたと推定されている。もしこの方略が左右の半球に特有な方略と関係しているとするならば（埋没図形については次の章でこのことが明らかになるわけだが）、同一大学内でみられた埋没図形テストの成績の違いは、それぞれの半球に特有な方略が両半球ともに優れていたかどうかという違いによるものではないかという推定が可能となる。このような推定の可能性を残しながら次章へと移っていきたい。

●「定位と収斂」という観点から

第五章で紹介した知能検査のまとめである表5に示されているように、積木模様テストは同時処理の指標として位置づけされている。しかし近藤の研究が示しているように、計画性を背景とした方略を使って問題解決することも可能な指標ではあったが、そのような方略を表立たせることは難しかった。そこで課題解決の際の認知方略の違いがより明確に出てくるように工夫されたテストが、本章で紹介した同画検索テストと埋没図形テストであり、ともに分析的方略(九六頁の表5の計画性)か全体的な方略(表5の同時処理)のいずれかあるいは双方が使われている。ここで定位的反応と収斂的反応の軸上で問題を眺めてみると、定位的反応がどの方略であったかによって、結果の収斂のされ方が異なってくるという事態であった。つまり知能検査では定位的反応と収斂的反応のどちらに重きを置くかによって流動性知能と結晶性知能が区別されたが、認知スタイルテストでは定位的反応の内容それ自体を問うているのである。埋没図形テストを例にとるならば、場依存型での定位活動は直感的であったのに対して、場独立型では仮説検証的な定位活動を示していたということになる。

第七章　しぐさでわかる二つのこころ

指組みと腕組みが測るもの

さてこの章では、指組みと腕組みという二つのしぐさが、実は二つの違った情報処理の仕方と関係しているという、一見奇妙に思われる現象を紹介してこころの不思議に迫りたいと考えている。この腕組みと指組みというしぐさは、誰にでも観察され、特に腕組みはものを考えるとか緊張して構える際に特に多く観察されるものである。その心理学的な意味については、しぐさとしての意味合いから検討されることはあっても、それがこころのしくみの基本に関わるものだといった理解はされてこなかった。しかし人類学者あるいは生物学者たちはこれらのしぐさの遺伝性と利き手との結びつき、人種差、種族差あるいは民族差について前世紀のはじめから研究を行っていた。

私がこの指組みと腕組みという二つのしぐさに関心をもったのは、ルリアの「外傷性失語症」（ロシア語で一九四七年に出版され、英訳は一九七〇年に出版）の著作[1]に触れたことから始まった。彼は指組みや腕組みなどが右利きのなかの「潜在的左利き」の指標だと考えた[2]（図21参照）。ルリアは第二

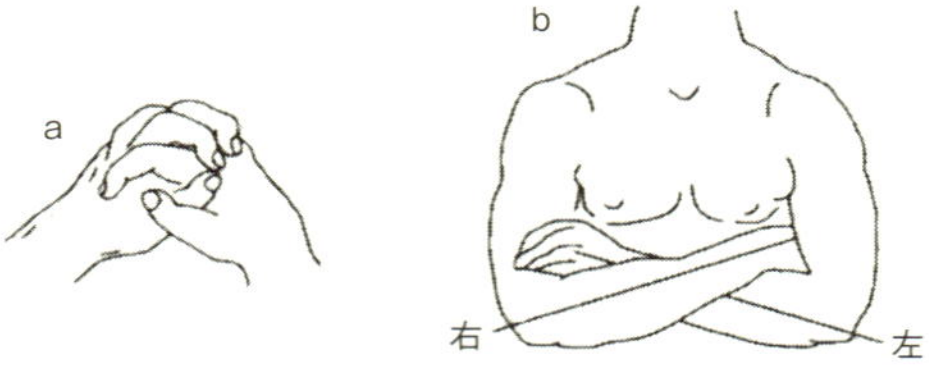

図21　ルリアの潜在的利き手の指標

次大戦中、頭部に外傷を受けたために生じた外傷性失語症の兵士の言語機能の回復を研究していたが、右利きでありながら左利きときわめて類似した大脳半球の機能分化を示す患者のいることに気づいたのであった。

左利きの言語中枢は利き手を支配する右半球にあるか、あるいは右利きと同様に左半球に主な部分はあっても、その一部が右半球にまたがって存在していることが知られている。したがって左利きは左半球に損傷を受けても、左半球に言語中枢がある右利きほどひどい失語症になることはない。不思議なことには指組みの際に左親指が上にきたり、腕組みの際に左腕が上にきたりする右利きの患者、あるいは家族に左利きのいる右利きの患者は、右親指や右腕が上にきて家族に左利きのいない、純粋に右利きの患者に比べると、左半球に損傷を受けた際の失語症の症状は相対的に軽いかあるいは回復が早いかという特徴をもち、右利きであるのにあたかも左利きであるかのような症状を示したのであった。

このことからルリアは、指組み、腕組みそして彼が検査に用いたその他の指標を「潜在的利き手」の指標と考えた。しかし「右利きのなかの左利きの存在」というルリアの基本的な構想は、イギリスの神経心理学者ザングウィルによって当時受け入れられはしたものの、この指標の神経心理学的機構が不明であり、かつ指標とされる動作のもつ意味があまりにあいまいであることが指摘されたために、潜在的左利きの指標それ自体はそれ以降かえりみられることはほとんどなかった。

本書のプロローグにも簡単に触れたように、身体の左側と右側とでは環境に対する応答のあり方が違っていて、それが左右の脳の機能分化をもたらしたのだという最近の研究を参照すると、これらのしぐさのもつ意味がはっきりと浮かび上がってくるように思える。左右の指と腕とは身体の左右に位置していて、どちらの指または腕が上に来るかということは、左右の身体の優位関係と関係していると考えられるからである。何はともあれ、本論に入る前に簡単に、指組みと腕組みについての人類学者あるいは生物学者たちによる調査結果をまず眺めてみよう(3)。

指組みが遺伝と関係するという報告は、スコットランド人についての一九〇八年のルッツによるものがたぶん最初であり、以降アメリカ人、日本人、ブラジル人、白系オーストラリア人およびニューギニア原住民、そしてソロモン島原住民についての調査が続いている。両親とも右指が上にくると子どもでも右指上の傾向がみられ、他方、両親ともに左指が上にくると子どもでは左指上の傾向が高まるといった結果であった。女子学生約三〇〇名、男子学生約二〇〇名とその両親の指組みと腕組みの関係についての私の調査では男女差が認められ、両親とも左指が上にくる男子大学生で左指上が八二パーセントと高かったが、両親とも右指上の子どもでの右指上の頻度は男女とも、左指上と同程度のものであった。女子の場合にはどのような組み合わせでも、両親の指組みと子どもの指組みのあいだに意味のある関係を見出すことはできなかった。腕組みについては研究の数や対象者の数が少なく、腕組みの遺伝性を認めることができないという研究が多い。私の上記の調査でも腕組みでは親子間の関係の存在を確かめることはできなかった。

指組みと腕組みの発達的変化についての私の調査は一九七三年に、宇治市内のある小学校の三年生（一八〇名）に指組みと腕組みの検査を実施したことから始まり、一九七四年、一九七七年、一九七八年、中学三年の一九七九（転校などで一二〇名に減少）年と続けて検査を行った[4]。指組みの型は安定していて、その傾向は年長になるにつれて顕著になる。年少の九～一〇歳の一年間には指組みが変わった子どもは三割程度だったが、一二～一五歳の三年間では最終的に、変わった子どもは一割程度に減少している。最初の調査から六年経った一五歳の子どもたちの約八〇パーセントは最終的に、九歳時の指組みと同じ型であった。他方、腕組みは不安定で、六年経つあいだに四～五割の子どもたちは九歳時とは違った腕組みの型をしていた。九～一〇歳の一年間では腕組みに変化のあった子どもは四割に上り、また一二～一五歳の三年間でも四割弱の高い変動を示していた。

指組みや腕組みは何気なく行うしぐさであって、また自分の動作に気づいてもそれを違った型に直そうということは通常は起こり得ないものである。したがって指組みが縦断的にみて変化が少ないということは、指組みの遺伝性あるいは生得性を示唆するものと考えることができるだろう。他方、腕組みは、発達のなかで次第に安定化していくといった特徴をもっているものと推定される。後で示すデータが示唆するように、腕組みは前頭葉機能と関係が深いことを考慮に入れると、前頭葉の発達に伴って変化し、やがて安定していくような性質をもっているのではと想像できるのではないか。

指組みや腕組みに人種（種族）差があるという人類学者や遺伝学者たちによる研究は、その遺伝性に関するものに比べると比較的新しい。一般的に、指組みで右の親指が上にくる割合は黒色人種でいちばん高く、黄色人種が中間に位置し、白色人種でいちばん低いとされているが、スコットランド人のような例外もあって必ずしもそのようなことはいえそうにない。私が行った詳しい比較検討の結果はここでは省略するが、人種差というよりはむしろ種族差あるいは民族差、あるいは同一種族・民族であっても地域差が認められるようである。(5)

これまでは指組みや腕組みの遺伝性そして人種差、種族差、民族差あるいは地域差について検討してきたが、これらの事柄は利き手についてもほぼ当てはまることである。したがって指組みや腕組みと利き手の関係をみるような研究があるのは当然のことである。指組みが遺伝することを示したルッツの研究に刺激されて、アメリカのダウニーは一九二六年に、指組みは利き手と結びついているという調査結果を提出した。ダウニー以降の研究では腕組みも併せて行っているものが多い。しかし人類学者や遺伝学者の行った研究を詳しく検討してみると、利き手の検査および判定法がまちまちであって、このことがさまざまな結果を生み出した可能性があるようである。利き手は右利きか左利きのどちらかに分けるような不連続なものではないという神経心理学からの知見や、測定の指標が妥当であるかどうかについての統計学的な検討が必要であることを考慮しなければならない。そのような問題点があることを考慮しながら全般的な傾向をみると、男子では関係が多くの場合認められているのに、女子では関係を示すには至っていないという性差が認められている。

本書ではこれらの諸研究を詳しく紹介することは止めて、より妥当な利き手の指標と分析法を用いた私の調査結果を簡単に紹介する。この研究では、利き手の指標とされているもののなかから妥当とされている五種類の検査を選び、どちらか一方に偏っているという意味のラテラリティという用語を冠した「ラテラリティ指数」を指標にした。この分析法では、利き手は極端に強い右利きのラテラリティ指数一〇〇から極端に強い左利きのラテラリティ指数マイナス一〇〇のあいだを分布することになる。

男女合計四五〇〇名での調査の結果、非常に強い右利きでは男女とも、指組みと腕組みの双方で右が上になる人と左が上の人が約半々だったのが、強い左利きでは左上が六、七割に増加することがわかった。つまり男女とも左利きの程度が強くなれば指組み腕組みで左指あるいは左腕が上にくる割合が増えるということである。言い換えるならば、ルリアのいう潜在的利き手の存在が調査によって検証できたことになる。この指組みと腕組みとは利き手の潜在的指標であるだけでなく、大脳両半球のはたらきが個人内部での偏りの指標ともなることがわかってきたので、潜在的ラテラリティの指標と呼ぶことにした。

指組み腕組みで測る二つのこころ

指組みと腕組みとが利き手と関係していることがわかってくると、潜在的ラテラリティが大脳半球のはたらきの左右差と関係することを実証してみたいという意欲が俄然わいてきた。左利きと右利きでは左右の大脳半球の分業体制が違っていることがわかっていたからである。しかし指組みや腕組みが大脳半球のしくみと関係しているのではないかという指摘は、その遺伝性や人種・民族・種族差についての検討してきた調査研究からはどこからもでてきてはいなかった。

私はこの潜在的ラテラリティの指標に注目し、認知スタイルとの関係をみる研究から出発した。図

22は数年間にわたって集めた約四〇〇名のC大学男子学生の埋没図形テストの結果である。約二〇〇名の女子学生を対象にした同じ調査では、腕組みや指組みとの関係はでてこなかったので省略してある。女子学生ではなぜ、潜在的利き手と埋没図形テストとの関係がみられなかったのか、この問題については後に詳しく検討することになるが、ここでは女性の脳のはたらきと認知スタイルの関係が男性の場合とは違っているためとだけ説明しておくことにしよう。

図より明らかなように、指組みでは左指上の学生のほうが右指上の学生の成績より良かったが、腕組みでは逆に右腕上の群のほうの成績が良かった。図には示されていないが、指組みでは左指が上に来て、腕組みで右腕が上に来るタイプの学生の成績が当然のことながら、指と腕の組み合わせから可能な四群のなかではいちばん良かった。これが前章で問題にした二つの方略ともに優れたタイプである。

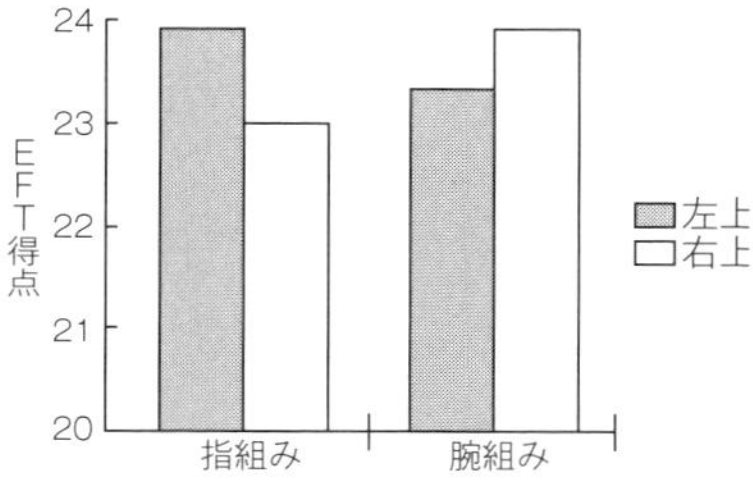

図22　男子学生における埋没図形テストの結果

埋没図形の解答を得るためには二つの認知方略が考えられる。それは積木模様テストの場合と同様に、視知覚的同時総合能力と、計画的に課題の特徴を見抜いていくという能力の二つである。ルリアによれば指組みで左上は潜在的左利きをあらわし、腕組みで右上は潜在的右利きつまり強い右利きをあらわすことになる。そこでいまここで指組みが埋没図形テストの視知覚的側面と関係し、腕組みがその計画的側面と関係すると仮定すると、積木模様テストで近藤が示した結果を、埋没図形テストでも示したものと解釈可能となる。左指上が右指上のものよりも成績が良かったのは、入力と総合のシステムでの空間図式の積極的な利用によるものであっただろう。これは近藤の調査における、右半球損傷者での視知覚的空間能力の低下による成績の低下に対応している。また、右腕上が左腕上のものよりも成績が良かったのは、計画と出力のシステムにおける言語プログラミングのおかげだと考えることができる。これは近藤の調査でいえば、左半球損傷者にみられたプログラミング機能の低下による課題の遂行の悪さに対応している。このような仮定と一致する証拠は後でいくつか提出されることになる。

次に紹介するのは、指組みが情報の感覚的次元での処理と関係し、腕組みが情報の計画的次元での処理と関係していることを間接的に示唆する伊田の研究である。(6) 伊田が使った刺激図版は小倉・八田によって作成された利き脳検査である。動物や植物のなかにひらがなや数字を埋め込んだかくし図形が瞬間的に提示され、かくし絵のなかで動物あるいは植物かまたはひらがなあるいは数字のどちらが印象に残るかを答えなければならない。かくし絵は全部で一六枚あるが、ここで動物や植物のほうが印象として強く残ると答える割合が多ければ右脳でより強く反応した右脳型であり、数字や文字のほうが印象に強く残ると答える割合が多ければ左脳型だとなる。図23は、伊田が実験の一つで使った一六枚の絵を並べて提示した折の図版である。

伊田の実験は二つの部分に分かれている。いまかくし絵を瞬間的に出してみて、潜在的ラテラリティとの関係を調べてみると指組みと関係していて、左指上タイプは相対的に右脳型であることが男女学生で確かめられたのであった。ここでかくし絵を瞬間的にではなく、一六枚を図23のようにB4

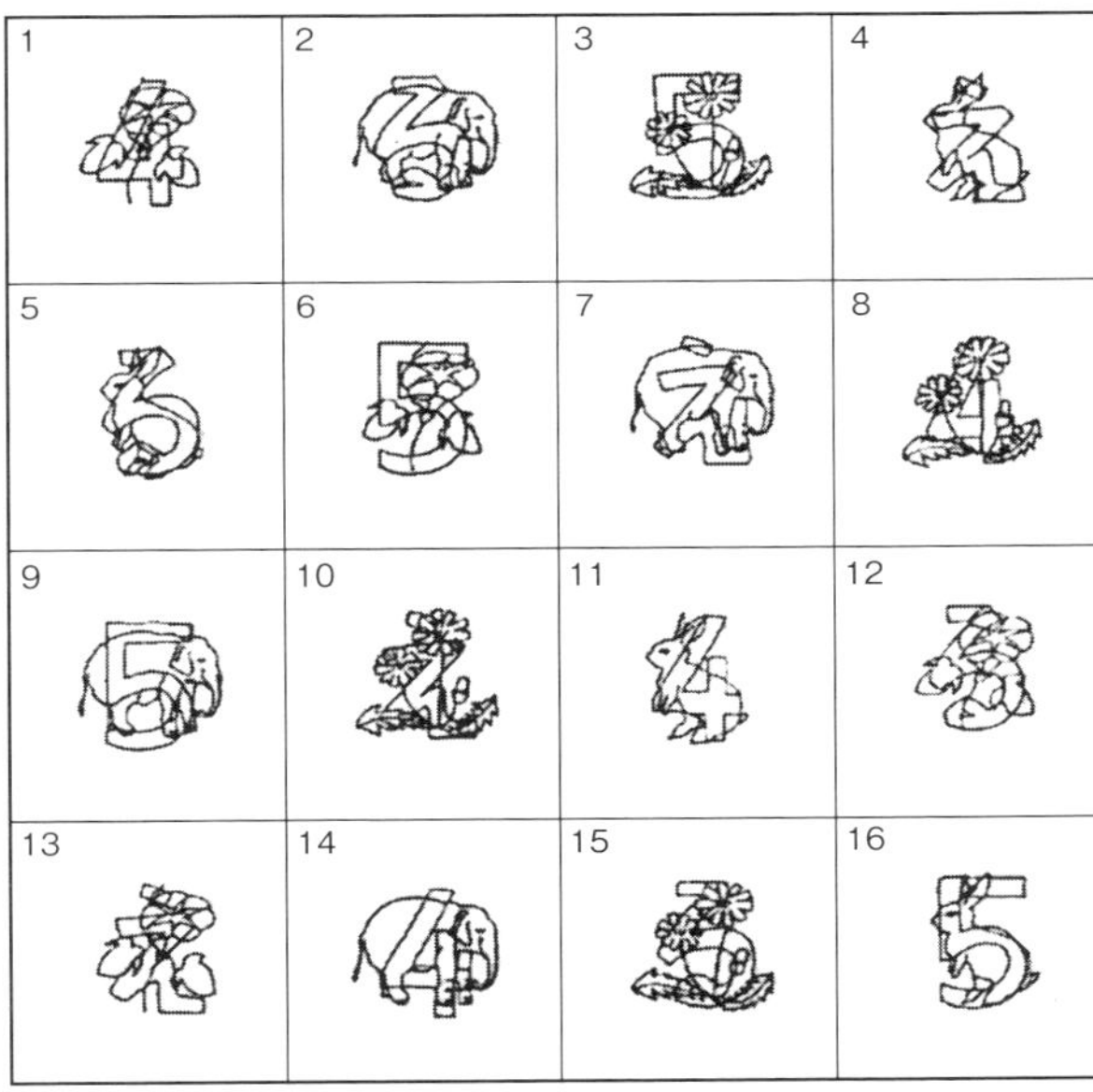

「1から16までの図には、文字または数字と、植物や動物の絵が、重なりあって描かれています。文字または数字と、絵とを比べて、どちらの印象のほうが強いかを答えて下さい。最初の印象で気軽に、さっさと答えて下さい」という質問に答える。

図23　小倉・八田の利き脳検査

判の紙に並べてみせるという方法に変えると、今度は指組みではなく腕組みと関係が生じ、右腕上タイプは左脳型となった。絵を瞬間的に見せるとそこでは絵のもっている感覚的な側面が強調されるわけだが、絵をゆっくりと眺められる事態では絵と文字を比べたり、重ね絵を細かく分析したりするといった側面が前面に出てくると考えられる。伊田の実験は図版の出し方を変えてみて、そこから間接的に認知方略を操作し、潜在的ラテラリティとの関係をみようとしたユニークなものだった。しかしこの実験からは男女差は出ていない。埋没図形テストを使った私の実験で男女差が出てきたのとは違った結果であった。

埋没図形テストとは違って利き脳テストの場合には、二つの絵が重なり合って描かれているだけであって、絵のある部分だけを抽出するといった操作は必要とされていないということが重要である。動植物のような具体的な絵は右半球の空間図式で、ひらがなやカタカナのようなかな文字は左半球の言語図式で主に処理されるという知見を利用した結果が指組みにあらわれたわけである。腕組みの場合には、重ね絵をみて文字か絵のどちらをもとにして検索を展開していくかの違いとして考えられるのではないか。たとえば「こちらの文字はよく浮かび上がっていて印象に残るが、この文字の浮かび上がりと比べればそうではないので、印象深いという判断は止めにしよう」といったような判断が考えられる。

このようにして、利き脳テストの場合には、埋没図形テストのような特定の図形の抽出といった複雑な操作は含まれていない。認知方略は、埋没図形の発見といった複雑な認知操作を必要としている事態で出てくるものである。認知方略を必要とするときに男女差が出てくると考えると、男女差が出てくる事態と出てこない事態の区別ができるように思える。次に紹介する前頭葉のはたらきをみる順序性の記憶課題でも同様に、認知方略を必要としないために男女差は得られていない。

腕組みは前頭葉のはたらきと関係する

これまでは主に、潜在的ラテラリティとの関係から、そこで用いられていると推定される認知方略について述べてきた。特に前頭葉のはたらきをみるとなると、そのはたらきを直接的に測定するようなテストが必要となってくる。すでに出てきた埋没図形テストはもともと、知覚的な次元での認知の型を測るためにつくられたものであって、前頭葉と関係するような処理様式が同時に存在するということはなかなかわかりにくい。

次の研究は、カナダの神経心理学者のミルナーが、左あるいは右の前頭葉に病変をもった患者の、左右の前頭葉機能を分離することのできる「順序性のテスト」について述べている論文にヒントを得て、当時の院生だった橘廣さん（現在は愛知東邦大学）と大井佳子さん（現在は北陸学院大学）の協力を得て、独自の順序の記憶テストを作成しようとしたことから始まった。[7] ミルナーの課題には言語課題と非言語課題とがあって、前者は左前頭葉、後者は右前頭葉のはたらきをはかるためのものである。言語課題とはカードに書かれた二つの単語を覚えるものであって、患者はカードに書かれた二つの単語を覚えなければならない。出てくるカードには時折、今まで出てきた二つの単語のあいだに疑問符が書かれたものがあって、これが出てくると患者は、疑問符と一緒に出てきた二つの単語のどちらが新しく出てきたものか（後で出されたものか）を答えるように求められる。つまりカードにあったかなかったかをただ答えるのではなく、それが出てきた順序を記憶しなければならないわけである。

非言語課題としては、二枚の抽象画を一枚のカードとしたものが用いられた。実験の結果は言語課題では左前頭葉損傷患者の成績が悪く、非言語課題では右前頭葉損傷患者の成績が悪いというものであった。いまここでこの記憶課題を、テスト時の単語あるいは絵が記憶した時にカードにあったかどうかを問うという、記憶の再認テストといった単純なものに変えてみると、今度は左右の前頭葉ではなく、左右の側頭葉が関係することが明らかにされた。前頭葉は事象を系列的に配置し時間的に処理をするという「順序性の記憶」を、また側頭葉は「単純な記憶」を担っていることからくる結果だと解釈することができるものであった。この順序性記憶テストは、すでに紹介したメモリスパンを測るためのN－ｂａｃｋ課題と同一の原理に基づいているといえる。違いは、順序性記憶テストではバックすべき項目数がテスト試行の折にはじめてわかるということである。

私たちは、ミルナーの行った順序性の記憶課題での非言語課題として、心理学でよく使われている無意味図形を使うことにして、非言語課題の性格をはっきりさせてみた。また子どもにも簡単にテストできるように工夫してみた。幼児用と成人用のテスト用のカードの例が図24に示してある。幼児用の言語課題としては園児がたやすく命名できるような六枚の動物の絵を用い、非言語課題には一四五頁の図27に示されているクラウトハンマーの無意味図形を六枚利用した。課題の出し方は、紙芝居形式で五秒ごとに一枚ずつめくっていくというものだった。三枚から五枚の絵が次々に出された後に、真ん中に疑問符のついた絵が二つ同時に出される。言語課題の教示を例にとると、「ほら、たくさんの動物が遊びにやってくるからよくみていてね。ほら、この動物の名前は何かしら」となる。このようにして園児は、出てくる動物の名前を次々に言うように求められる。そして真ん中に疑問符のある二つの絵のどちらが後で出されたのかを答えることになる。

大学生に用いた課題の基本的な考えは園児の場合と同一だが、難しくするために左右に二つ並べたものを使用した。言語課題は二音節の有意味度の高い語をカタカナで書いたものを左右に縦書きにしたもの、非言語課題は園児と同じく無意味図形であるが、同じく左右二つ並べたものを使用した。言語課題、非言語課題ともに、スライドが○・四秒間、二秒の間隔をおいて出てくるが、スライドが連続して四〜八回出た後にテストスライドが出される。テストスライドには園児の場合と同様に、中央に疑問符が描かれていて、調査の対象者にはどちらの文字あるいは無意味図形が後に出てきたのか答えるように求めた。

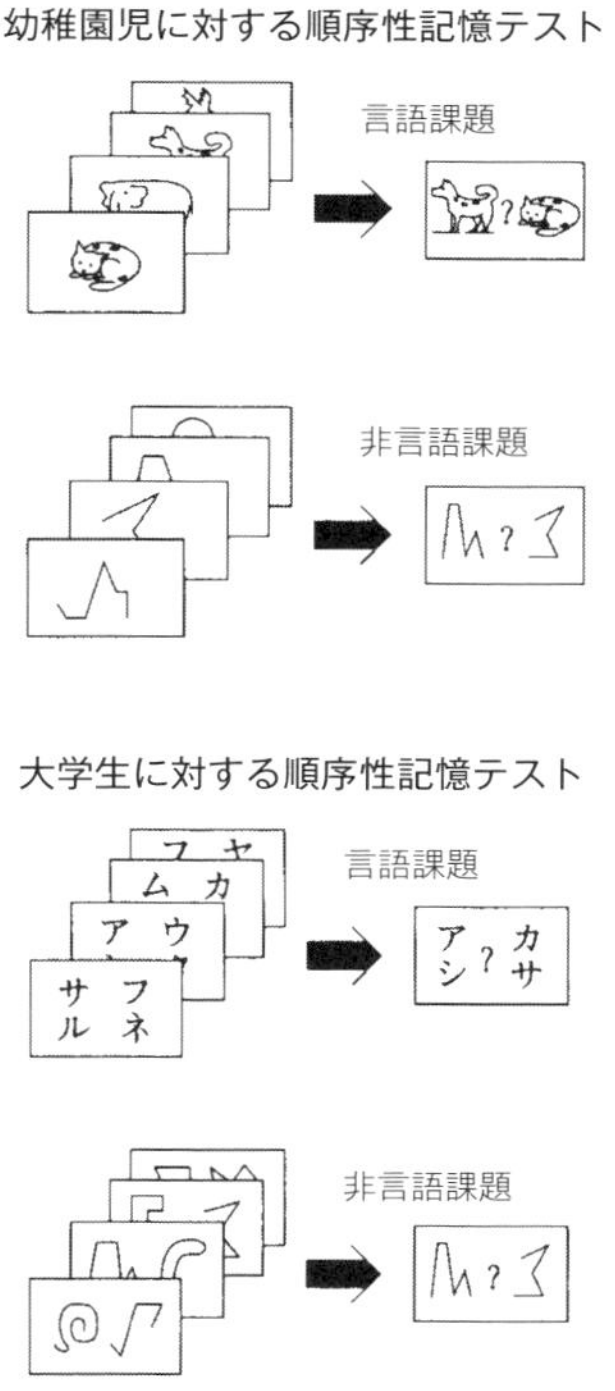

図 24　順序性記憶テスト

園児、大学生の双方ともに非言語課題は言語課題よりも難しかったが、二つの課題の比較を容易にするために、平均がそれぞれ五〇、標準偏差が一〇になるように偏差値に変換した。園児と大学生での結果が図25に示してあるが、園児では男女間に差がなかったので年齢別に図示し、また大学生では全体的な成績に違いがあったので男女別に示しておいた。

この研究で用いた順序性の記憶課題はミルナーに準じて作成されたものであって、当然言語課題の成績は左前頭葉と関係し、また非言語課題の成績は右前頭葉と関係することが期待されるわけである。結果は予想通りであって、園児では五歳児でも六歳児でも、大学生では男子でも女子でも右腕上タイプの被験者は言語課題の成績が良く、左腕上タイプの被験者は非言語課題の成績が良いという結果であった。このようにして就学前の子どもですでに、腕組みと順序性の記憶課題との関係が認められ、しかもミルナーと類似したテストを使ったことから推定されるのは、腕組みの型が前頭葉のはたらきの違いと関係していたことになる。

すでに埋没図形テストの男女差の折に述べたことだが、ここでもう一度述べておきたい。それは、この順序性の記憶課題あるいは先に述べた利き脳テストと指組み腕組みとの関係には男女差はみられなかったが、埋没図形テストでは男子学生でしか関係がみられなかったというくい違いについてである。このくい違いの理由として次のような課題の性格上の違いが考えられる。つまり順序性の記憶や利き脳テストでは埋没図形テストの場合とは違って、自分の好みの認知方略を自由に使える範囲というものは限定されていた。埋没図形テストでは課題の解決方法は調査対象者に任されており、どのような方略をとったらよいのかはあいまいなままであって、視知覚的あるいはプラニングという二種類

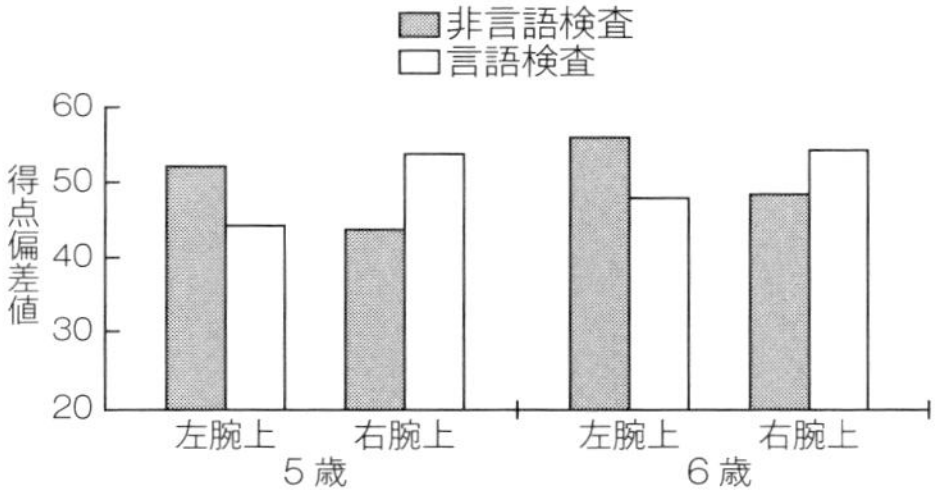

幼児における順序性の記憶テストと腕組みの型の関係

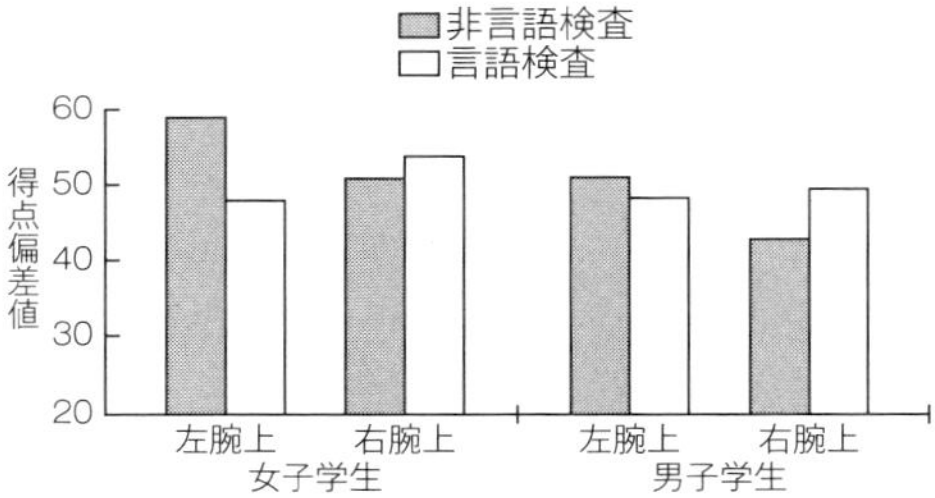

大学生における順序性の記憶テストと腕組みの型の関係

図 25　順序性の記憶テスト結果

の認知方略の一方または両方を使うか、または用いられた認知方略が一定しなかったかのいずれかであった。次章で詳しく述べるが、このような「あいまいな」事態で男女差が出てくるのはなぜかを考えると、それは脳のしくみの男女差という問題まで発展していくことになる。

腕組みと創造性

次に紹介するのは、創造性検査と潜在的ラテラリティの関係についての研究である。この創造性検査は、結晶性知能の利用における流暢さや柔軟性を問題とする流動性知能と深い関わり合いがあるので、結晶性知能との関わり合いからみると、これまで取り上げてきた順序性の記憶や利き脳テストとは異なった側面をもっている。それでは創造性と脳のはたらきの関係はどうかというと、さまざまな証拠や見解がある。それは、創造性がそれだけ複雑な高次の過程であることの証拠ともいえるものだが、創造性について語るときには、創造性の対象となる活動の種類、そして創造的活動のどの時期を問題にしているのかについて少なくとも明らかにしておく必要がある。

たとえば左半球の損傷によって作曲や文学作品の創造力が大きく低下することや、左半球の損傷によって絵画における創造性が高まったといった例は、活動の種類と関係づけてみるとよく理解できる事柄である。作曲とは、「音符を書く」ということばがぴったりであるように、系列的で分析的な作業であるし、また文学作品も最終的には言語化し系列化するという左半球に特有な課題なのである。他方、絵画のもつ直観的で視空間的な特徴にとって、言語的なはたらきは時として妨害的にはたらくこともあり得るわけである。

しかし全般的にみると、創造性を右半球のはたらきと結びつけようとする研究のほうが数は多い。これは右半球とイメージ、特に視覚心像との結びつきを考えてのことであるように思える。創造性には準備期、あたため期、啓示期、検証期の四段階があり、右半球との結びつきは多分に啓示期（部分的にはあたため期）と関係していて、創造性にとってこの時期が重要であることを考えるならば、右半球と創造性の密接な関係はよく理解できるものとなる。また同時に検証期を重視するならば、左半球のはたらきと結びつけるような考えが生まれてきてもよいことになろう。

創造性と脳のはたらきとの関係についてのもう一つの考えは、前頭葉のはたらきと結びつけようとするものである。それは創造性を測定する目的で作成された創造性検査に含まれている流暢性や柔軟性が問題となる。また実際に、左前頭葉の損傷は語の流暢性を低下させ、また右前頭葉の損傷は迷路学習の成績を低下させるという結果がある。前頭葉を創造性と結びつけようとするような考えや観察結果は、前頭葉が「以前に確立された反応パタンに打ち克ち、新しい反応パタンを確立する能力」（ミルナー）であると考えるとよく理解できる事柄である。

それでは創造性検査と潜在的ラテラリティとはどのように関係するのだろうか。創造性が前頭葉と関係するという想定からは、腕組みとの結びつきが仮定されることになる。そこで重要なことは、左右の前頭葉のはたらきを区別すると考えられる検査を選び出すことであった。また調査にあたっての私の関心は、どのようにして本研究の目的にあった対象者を選び出すかということにあった。

ここで示す調査結果は、蓼原邦子さんが卒業論文を作成した際に収集したデータを、私が再整理して得られたものである[8]。この卒業論文では、Ｃ大学の土木工学と建築学を専攻する学生を対象にして調査が行われたが、この二つの専攻は特に、生産された構造物の有用性についての考えや芸術性の追究という点で異なっていた。しかしそれと同時に、同じ土木工学のなかには芸術性の追究という点では建築学とは異なるとはしても、そのソフト面が特に強調されるという点で建築学と共通点をもつ計画系の領域がある。他方、対象となる構造物がいわゆる構造系であるか水系であるか、あるいは土系であるかという点では異なるにせよ、そのハード面が強調される、計画系とは異なったほかの土木工学の領域がある。つまり対象者は結果的には、ソフト系、ハード系と区別することも可能な学生群であった。土木工学科と建築学科とでは入試成績の水準が多少異なっているが、土木工学科にあっては、四年次でのそれぞれの専攻領域への所属は、本人の希望にしたがって行われていた。したがって建築学科はいうまでもなく、土木工学科においても学生の希望通りの専攻領域の選択が相対的によく行われているといえるような対象者群であった。調査には土木工学と建築学の四回生以上の男子学生および院生が選ばれた。その具体的な内訳は、建築学科そして土木工学科の第一分野（構造系）、第二分野（水系）、第三分野（土系）、および第四分野（計画系）であった。

用いられた創造性検査は、住田によるTCIS創造性検査のなかから、流暢性尺度である「同音異義連想テスト」と柔軟性と独創性の尺度である「用途テスト」を抜き出したものである。同音異義連想テストとは、「あつい」から「暑い」「熱い」「厚い」といった同音異義語を連想し、そこからたとえば「暑い」→「夏」、「厚い」→「壁」というように書いていくものである。採点にあたっては、正解反応の内容カテゴリー数に非凡な反応カテゴリー数を加えて偏差値に換算した。「用途テスト」はたとえば新聞の用途をできるだけ考えるものであって、火をつける、丸めてハエをたたく、衣服の型紙に利用するなど、さまざまな用途を書いていくものである。採点は内容カテゴリー数に非凡カテゴリー数を加えて偏差値に換算した。

単純に偏差値を比べてみると、第一分野から第三分野では得点間に差がなかったのでこの三群をまとめて、その群の特徴からハード群（八七名）とした。同音異義連想テストでは第四分野の得点が最も高く、次いで建築学科の得点だったが、この二群の特徴からまとめてソフト群（六四名）とした。用途テストでは建築がいちばん高く、次いで第四分野であったが、ハード群はいずれの場合にも得点は他の二群よりも低かった。

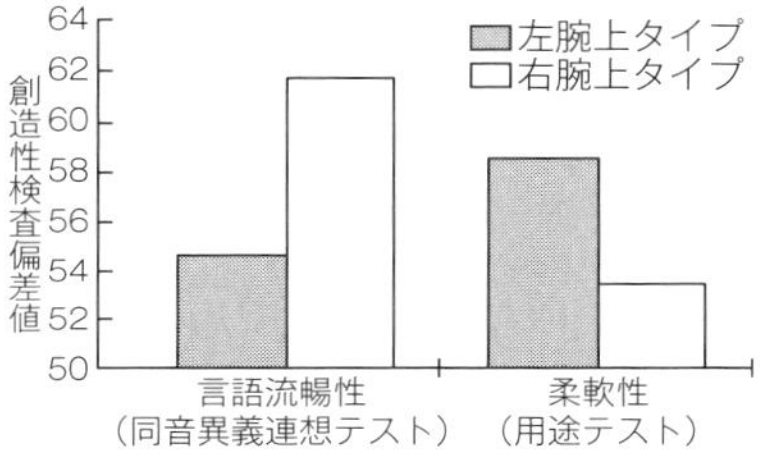

図 26　創造性検査と腕組みの関係

主眼点である潜在的ラテラリティとの関係については、ソフト群で腕組みの型による違いが出てきたが、ハード群では何の関係も認められなかった。図26にソフト群の結果が示されている。左腕上タイプでは用途テストの成績が同音異義連想テストの成績よりも良く、右腕上タイプでは逆に同音異義連想テストの成績のほうが用途テストの成績よりも良かった。過去の経験のなかで獲得された知識体系のなかから同じ発音である単語を選び出していくという同音異義連想テストでの操作は、第五章の最後に紹介したニューマンとジャストらのいうプランの遂行に、そして次から次へと新しい用途を作り出していくという用途テストでの操作は、プランの生成に対応すると考えていくとこのような結果はうまく解釈できることになる。プランの遂行は左前頭葉と、そしてプランの生成は右前頭葉のはたらきと関係深かったからである。

あるいはこの結果を、第四章で紹介したドリューズのいう論理的関係（右半球）と場所的関係（左半球）という観点から解釈することも可能であろう。つまりプランの生成を空間のなかに操作すべき対象を選んで置いてみるという行為であり、プランの遂行とはそれを一定の論理的関係で結んでいくという行為であると考えるわけである。このような考えは、第五章の知能研究の紹介で問題となった流動的推理とは何かを考える別の視点ということにもなる。

まとめ

ルリアが潜在的な利き手の指標とした指組みと腕組みが、認知能力の個人差とどのように関わっているかについて調査を行ってきた。その結果、指組みが関係する認知能力は、情報の入力と総合のシステムである第二ブロックであり、腕組みが関係する認知能力が計画と出力のシステムである第三ブロックであると考えると、すべての結果を整合的に解釈できることが明らかになったわけである。

人を含めた脊椎動物で、左右の身体部分はそれぞれ異なった意味を、環境と対決していくなかで獲得していったという観点からこの本は出発した。そこで、左右の身体部分と結びついた精神的身体的意味づけは誰にとっても同じだが、個人のなかでの相対的な重みづけが違っていて、それが特に精神的はたらきの個人差と結びついているのではないかと考えた。この相対的な重みづけは、身体の延長上にある指や腕に反映され、それが指組みや腕組みとなってあらわれる。したがって指組みや腕組みで通常組んでいる方法と逆に組んでみた際の違和感は、この身体部分への相対的重みづけの違いに合致しないという感覚を反映していると考えたわけである。

なお指組みや腕組みではないが、体の部分の非対称性に着目して認知機能のパタンの違いを検討した研究はほかにもある。カナダの心理学者のドリーン・キムラは『女の能力、男の能力：性差について科学者が答える』（原題は性と認知）の著作[9]のなかで、足の大きさ、睾丸や乳房、そして指紋の隆線の非対称性の男女差について紹介している。この章では検討できなかった潜在的な利き手の男女差の問題を含めた詳細は、のちほど第九章で検討することにしたい。

● 「定位と収斂」という観点から

最後に、本章で取り上げた指組みと腕組みの左右差と、各章を取り結ぶ一本のひもである定位－収斂の軸との関わりについて述べてみたい。本書の冒頭に紹介したように、マクネーレージらによると、脊椎動物の左半球は通常のよく知った環境下での習慣化された作用に合うように特殊化され、右半球では、環境での予期しない刺激を検知し、緊急反作用ができるように特殊化されてきたという。またゴールドバーグは、人では進化の圧力を受けて右半球は新奇性（目新しさ）に、左半球は慣例（ルーチン）に対応するようなシステムが存在するようになったと考えた。これらの考えをさらに展開させたのが、定位的反応と収斂的反応のモデルである。

このモデルによると、指組みで左の親指が上にきたり、腕組みで左の腕が上にくるいわゆる潜在的左利きでは定位的反応（ゴールドバーグのいう新奇性）が相対的に強く、逆のタイプの潜在的右利きでは収斂的反応（ゴールドバーグのいう慣例的行動）が相対的に強いということになる。プロローグで引用したブルーナーの言葉を借りると、「科学における人のこころをふるい起こさせる側面と知識に到達しようという側面」ということになるのではないだろうか。また一三七頁の図26に示された創造性検査と腕組みの関係についての実証的研究については、次のような解釈が出てくるのではないか。図に示されているように、右腕上のタイプは相対的に同音異義連想テストの得点が高かったが、そこで測定される連想反応は流暢性の高さが問題とされ、「同音異義」というカテゴリーのなかにうまく収斂しなければならない。そこで行われる連想の数には上限があった。他方、左腕上のタイプは相対的に用途テストの得点が高かったが、そこでは独創性や柔軟性といった定位活動の広がり（拡散的思考）が問われていて、原理的には、連想数に限りはないのである。

第八章　実験で作り出す二つのこころ

これまで述べてきた、指組みと腕組みとこころのはたらきの関係についての研究はすべて、既存のまたは手作りのテスト用具を使った、実験に準じるという意味での準実験的なものであった。それらの研究から指組みや腕組みの違いが、片側半球の活性化の型の違いと関係していることが間接的な証拠から明らかになってきたわけである。しかしもう少し明確な形で、両者の関係を示すことができないかいろいろ考えてみた。そこで左右の半球をそれぞれ別個に実験的な操作で活性化させてみた際に、その活性化の存在を測定する方法を考案してみた。もしもそれぞれの半球の活性化を示すとされる結果が、事前の活性化のない状況下で腕組みあるいは指組みの違いによって再現できたとするならば、それらの指標はそれぞれの半球の活性化を示すものと考えてよいだろうと、このように考えたわけである。

ここで何を問題にしようとするのか

この章では私が実験的な方法で、脳のはたらきの個人差に迫っていった研究を紹介しようと思っている。しかしその研究は非日常的な実験室内で、これまた非日常的な材料を使って問題に迫ろうとした。そこで何を問題にしようとしているのか、日常的な場面でまず説明したほうがわかりやすいだろう。

私たちは日常生活でさまざまな環境からの刺激を受け入れ、またそれにはたらきかけながら生活している。ここでいう刺激とは、自然環境からのものであってもよいし、人間環境からのものであってもよい。私たちは受動的に、あるいは能動的にそれらの刺激の性質を感知し、脳のさまざまな領域の処理に振り分け、処理が最適に行われるようにと行動している。たとえば私たちが新聞記事の内容に注意をして読んでいる場合には、どちらかといえば左側の半球の言語的で分析的な処理に頼るだろう。しかし記事を読んである感動を覚えたり、またはある情景を思い浮かべたりする場合には、同時に右半球のたすけを借りる度合いが強くなるだろう。このような左右の半球のはたらきの使い分けが、課題によって異なる半球活性化の度合いの違いという問題と結びついてくる。しかし日常生活の場での半球活性化の使い分けというものは、あまりに複雑であるために、私たち心理学者は実験室的な限定された条件下で、なるべく純粋な形で半球活性化の使い分けの実態を知ろうとするのである。

よく考えてみると先に挙げた新聞記事を読む場合でも、その読み方にはさまざまな個人差がある。読む人の関心のもちどころによっても、あるいは教養の内容によっても異なってくるだろう。政治的な記事であれば、支持する政党によっても異なってくるだろう。このようなさまざまな個人差の次元において、半球の活性化という観点から選び出されるものはただ一つ、半球活性化の個人差という次元である。利き脳ということばを使うと、何かうさんくさい非科学的なものというイメージが強いためにこれまで使ってこなかったが、これからはあえて利き脳ということばを積極的に使って説明していきたい。

　いまここで、片側半球が他方の半球よりも活性化の度合いが強い場合、活性化の度合いの強い半球のことを利き脳（brainedness）と呼ぶことにする。そうすると、一般的に新聞記事の内容を読む場合には言語半球である左半球をよく使う、つまり左半球が活性化されるという事態の説明は、言語活動に関しては左半球が利き脳だからだということになる。同様に空間課題に関しては右半球が利き脳である。このような利き脳は、課題に関するものであるので、「課題に特有な利き脳」と呼ぶことにしよう。もう一つの「個人に特有な利き脳」、これが俗に世間でよくいわれる利き脳のことである。しかしこの個人に関する利き脳の考えが安易に受け止められ、個人のあいだのパーソナリティの違いを説明する原理として流行するようになると、その非科学性から基本的な考えそのものまでも否定されるようになってしまった。ここでは反省を含めてなるべく正確に、個人に関する利き脳の姿を伝えていきたい。

　ここで提供するのは、課題に特有な利き脳と個人に特有な利き脳とは密接にからみ合っているという、実験室内でのその姿である。実験室内であるとはいってもそれが日常生活でみられる事柄の断片だということが理解されることを期待している。

それぞれの半球を分けて活性化させる

これまでの神経心理学の諸研究から、言語課題への注意は左半球を活性化させ、言語化されにくい単純な視覚的課題への注意は右半球を活性化させることがわかっている[2]。言い換えると、ある対象に注意を向けるときに、その対象の認知が片側半球のはたらきに偏っている場合には、より関係する半球の側に注意が向けられ、結果としてその半球のはたらきは活性化されるというわけである。利き脳ということばを使うならば、言語課題は左半球が利き脳であり、言語化されにくい単純な視覚的課題は右半球が利き脳だということになる。

それでは、言語化されにくい単純な視覚的課題とはどのようなものだろうか。たとえば埋没図形課題であれば、「埋没された図形を含んだ図形」という意味では複雑な図形であり、また見本図形の大きさや角度に注目して処理を行った場合には言語的なたすけを借りて行われるのが普通である。したがって埋没図形のような課題はふさわしくない。積木模様の場合には近藤文里氏の研究が示したように、第二ブロックの右半球あるいは第三ブロックの左半球のどちらも参入可能でありこれもふさわしくない。

そこで考えだしたのは図27にあるようなクラウトハンマー[3]が作成した無意味図形であって、これは言語化されにくく、右半球課題の材料としてふさわしいのではないか。それではこのような無意味図形を使った課題はといえば、似たような図形を二個続けて出して、二つが同じか違うかの判断がよいのではないかと考えた。視空間のなかでの枠組みの違いだけが判断材料だからである。しかも比較すべき二つの図形を選ぶ場合、図の上下からではなく左右の図形から選ぶとすれば、図形の違いを言語化することは非常に難しく、また解答をすぐさま要求することで「言語化されにくい単純な視覚的課題」という条件が満たされるものと考えた。

もう一方の言語課題については、一から九までの数字を用意して、継次的に出される数字のうちの先行するものが大きいか小さいかの判断を行わせることにした。この課題を遂行するためには、量の大小に関する数字のもつ意味を理解しなければならない。これは左半球の分析的で抽象的なはたらきに合致するものと考えた。

片側半球を活性化させる課題はできた。それでは活性化された成果を測る課題はというと、いろいろ文献を検討した結果、光点の順序性判断を行わせることにした。光点の順序性判断とは、視野の右側（右視野）と視野の左側（左視野）に、右左、あるいは左右と瞬間的に出される光点のどちらが先に出たのかを答えさせる課題である。先行する光点がはっきりと印象に残れば残るほど、先に来たという判断はやりやすくなる。

実験手続きをもう少し詳しく述べると、第一刺激が六〇ミリ秒間出てから一〇〇〇ミリ秒後、つまり一秒後に第二刺激が六〇ミリ秒出るように計画した。一秒くらいのあいだに出された二つの刺激を比べなければならないことになる。この第二刺激が出ると同時に、視野の左か右に五〇ミリ秒間光点（緑の発光ダイオード）が点灯し、次いで六〇ミ

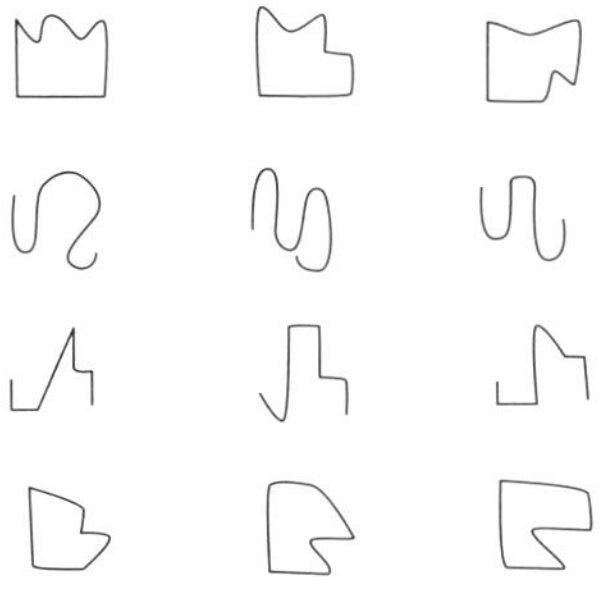

図 27　実験で使われたクラウトハンマーの無意味図形

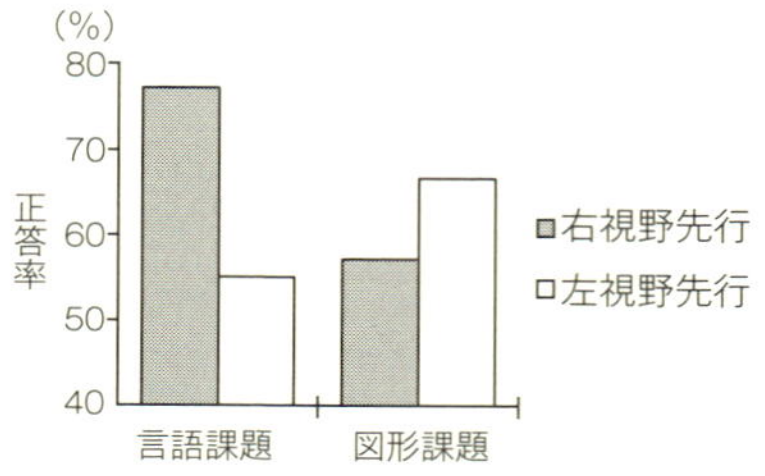

図28　言語課題と図形課題での光点順序判断の正答率

リ秒後に反対側の視野に五〇ミリ秒間光点が点灯する。実験に参加した人の課題はまず光点が「右」か「左」のどちらだったかを答え、次いで図形課題の場合には「同じ」か「違う」か、言語課題の場合には第一刺激が「大きい」か「小さい」のどちらだったかを答えなければならないわけである。

図28には男子大学生を対象にした実験結果がでているが、この章にでてくるすべての実験は男子大学生を対象にしたものである。その理由について詳しくは次の章で述べるとして、ここでは男性のほうが左右の大脳半球の分化度が高いために一義的な結果が得られやすいからだとだけ述べておくことにしよう。図から明らかなように、言語課題では右視野の光が先に出た条件のほうが、図形課題では左視野の光が先に出た条件のほうが正答率は高い。つまり言語課題では左半球が、図形課題では右半球が活性化されたために、活性化された半球に先行する光点が到達すると、それがより印象深く感じられ判断が容易になったものと考えられる。図にはでていないが、言語課題あるいは図形課題を課さずにただ光点の順序判断をやらせた場合には、どちらの視野を先行させたかの違いはみられなかった。ちなみに、右視野に提示された刺激はまず左半球に、そして左視野に提示された刺激はまず右半球へと向かうのである。

口でいうことと動作で示すことの違い

これまで何気なしに光点の順序「判断」ということばを使ってきた。判断の代わりに「認知」ということばを使ってもよいだろう。しかしよく考えてみるとこの「認知」あるいは「判断」とは、そうだと「思う」ことなのか、あるいは思うまもなくとっさに「行動」してしまうことなのかはっきりしない。「右」「左」とことばでいう場合には、「言語的に思った」ことになるだろう。しかし「右」「左」という代わりに、右が先だと判断したら「右手」のキーを押す、左が先だと思ったら「左手」のキーを押すという事態ではどうだろうか。ことばで右左と思ってからキーを押すのだから同じだという人がいるだろう。しかし実際はそうではないことがわかっている。これは日常生活でも経験することだが、ある行動をしてしまった後で、ことばによる反省がくること、つまり非言語的な行動と言語的な行動とにくい違いが起きることは多くある。緊急な行動が要請されている場合、あるいは非言語的行動と言語的行動のあいだの分裂がみられる統合失調症などの患者の場合には、このようなくい違いはよく起きるものである。

私が大学院生時代に接した統合失調症患者の事例では[4]、音の高低の弁別判断や傾斜した線分の傾きの上下の弁別判断において、慢性化した陰性症状を示す患者は、はじめは音の高低や線分の上下関係をことばでちゃんと表現していたのに、弁別判断が続いていくと次第に、どの音も「低い」音、どの線分も傾きが「低い」ということばだけになってしまうのだった。ことばだけから判断する限り、患者は音の高さや線分の傾斜の弁別ができなくなっていうようにみえる。実はそうではなかった。口でいう代わりに、たとえば音が高いと思ったら、右手にあるキーを押し、音が低いと思ったら左手にあるキーを押すようにと教示を変えたら、ちゃんと弁別できていたのだった。これは言語水準での障害が患者に著しかったためこのような分離が起きたのだと解釈した。また「低い」という判断だけになったのは、全般的な活動水準の低下が「低い」という言語表現としてあらわれてきたものとして解釈可能である。活動水準の高まりを示している不安神経症患者では逆に、「高い」ほうへの移行があることがまた観察できたからである[5]。

このような研究の経験をもっていた私にとっては、「判断」を行うシステムが何であるかは大きな関心事であった。つまり人の行う「判断」とか「認知」がどうであったかを外部から判断する場合、表現されるシステムが言語系であるか非言語系であるかによって結果が異なることがあり、このような表現システムの違いを実験のなかに何とか持ち込みたいと今回も考えたのだった。日常的な表現では、「あの人の行動はあの人らしいものなので信用できる」とか、「いつもと違った行動なので何となくおかしい」といった判断である。実験ではその人らしい判断とは何かを検討していったのであった。

いまここに、左半球が個人に特有な利き脳であるという、利き脳が左の人がいるとする。そうするとこの人では、言語的な判断をもとに光点の時間順序判断で最も良い成績をおさめるだろうことが期待される。その反面、右半球のはたらきの支配を受けた左手でのキー押しでは、最も成績が悪いだろうと推測される。これと対照的な利き脳が右の人では、左手でのキー押しが最も成績が良く、最も悪いのは左半球の支配を受けた言語的な判断であることが予想できる。このような予想のもとで、（a）右視野先行条件で言語反応、左視野先行条件で言語反応という言語－言語条件、（b）右視野先行条件で言語反応、左視野先行条件で左手によるキー押しという言語－運動条件、（c）右視野先行条件

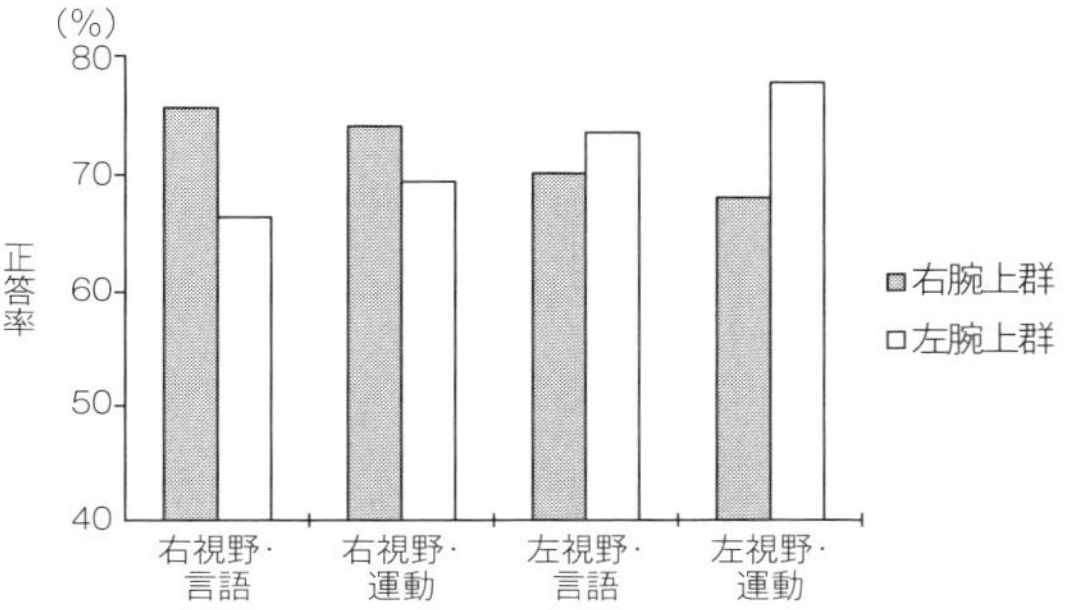

図 29　腕組みによって異なる反応傾向

で右手によるキー押し、左視野先行条件で左手によるキー押しという運動－運動条件、そして（d）右視野先行条件で右手によるキー押し、左視野先行条件で言語反応という運動－言語条件の、四つの実験条件を設定して実験を行った。

これらの組み合わせから、①右視野先行で言語応答（右視野－言語）、②右視野先行で右手によるキー押し反応（右視野－運動）、③左視野先行で言語応答（左視野－言語）、④左視野先行で左手によるキー押し反応（左視野－運動）の、言語反応－運動反応の対応の異なる四つの条件にまとめ、腕組みあるいは指組みとの関係をみたところ、腕組みとの関係で予測通りのきれいな結果がでてきた（図29参照）。

この結果は次のように解釈することができる。まず光点の順序の判断は前頭葉で行われる。このことは後で示す電気生理学的指標を使った実験からも示唆されているが、何よりもまず、時間順序の判断は、前頭葉の系列的展開のシステムのはたらきによると考えられるからである。次に右腕上群で右視野－言語条件で正答率がいちばん高かったのは、この群では前頭葉が左脳型であることが「右視野先行条件＝左半球の先行活性化」、「言語応答＝左半球特有の応答」に有利にはたらいたためだと考えられる。この右腕上群で左視野－運動条件の正答率がいちばん低かったのは、この条件が右腕上群の特徴である前頭葉での左脳型という特徴にいちばん合致しないものだったからである。同じ原理を使った解釈が左腕上群についても可能である。もっと一般的な表現を使うなら、それぞれの型は自分にいちばん合った条件で最上位の成績であり、いちばん合わない条件で最下位の成績だということである。「合う」「合わない」という表現を使ったが、利き脳という表現を使うならば、自分に特徴的な利き脳の型に合致した課題で、自分に特徴的な判断の体系を使った場合、課題にうまく取り組むことができるということになる。図30には、最も得意とする条件と不得意とする条件とが、右腕上群と左腕上群で全く逆になるという典型例が示されている。

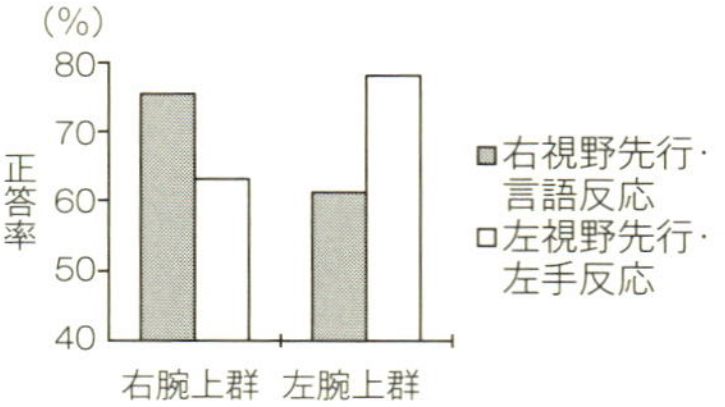

図30　光点順序判断と腕組みの関係

事象関連電位による検証

腕組みの型が片側半球の活性化と関係していることがわかったので、今度は事象関連電位を使って腕組みと光点の順序性の判断との関係をみようとした。事象関連電位とは、ある認知的な反応に伴って脳波の中に誘発された電位の変動のことである。脳波は安静時には脳の自発的な活動を電位の変動という形であらわしているが、何か内外環境での変化があると、それが脳波の自発的な活動に加わり波形の変化をもたらすわけである。一回の変化は脳波の自発的な変動に隠れて見えないが、何度も繰り返してその変動を重ね合わせるならば、刺激によって誘発された脳波の変動が目に見える形で明らかになってくる。自動的に何度も変動を重ねて記録する方法が確立されるまでは、先人たちの多くの苦労があり、私はその手法の最も初期から最近までのほとんどを経験したが、そのことについてはここでは触れないでおこう。

これまで述べてきた実験条件と違うところは、脳波の記録を同時に行ったこと以外には、光点についての判断をすぐ行わせるのではなく、約二秒後に実験者の合図で行ったことである。光が出されると同時に答えさせると、その運動が脳波に混入してしまうからである。また予備研究からは、右視野先行であればことばで、左視野先行であれば左手でのキー押しで行う条件が望ましいわけだが、異なった反応の脳波への混入による条件の不統一を防ぐために、どちらもことばによる判断を行わ

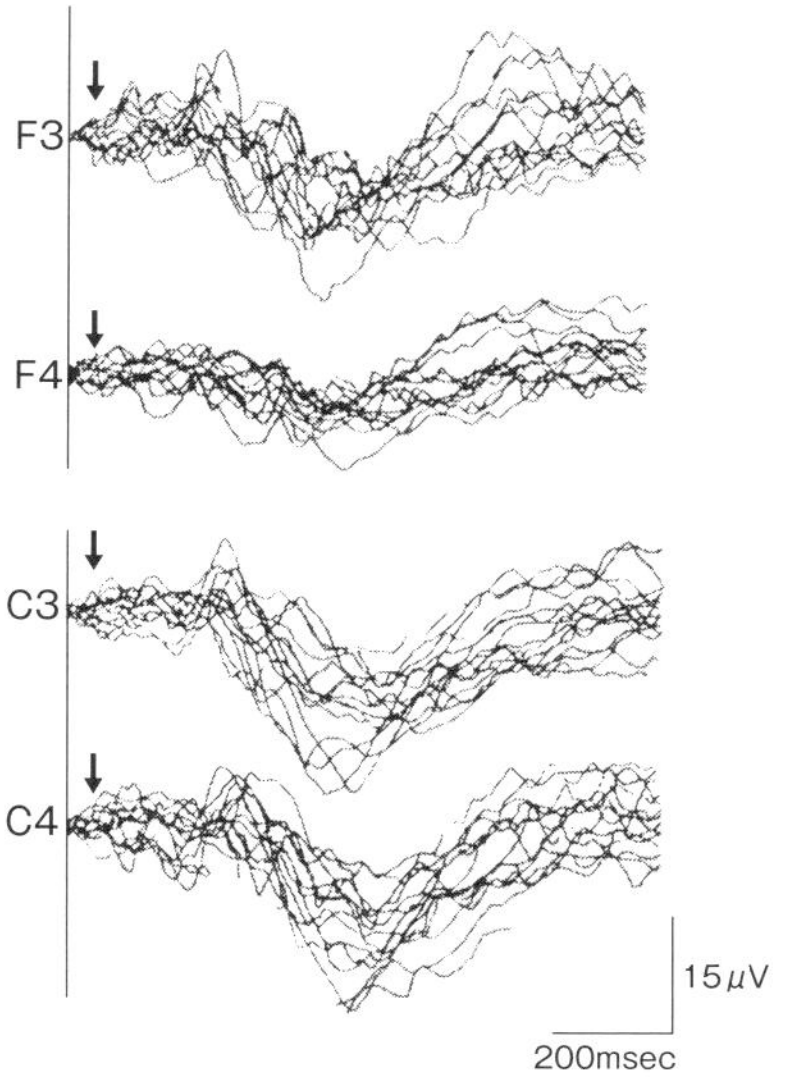

F3（左前頭部）、F4（右前頭部）、C3（左中心部）、C4（右中心部）から導出された事象関連電位。上方向が陰性変動を示し、図で最初の上向きの山が N200、次いで下向きの大きな変動が P300 を、そして矢印は一番目の光点が提示された場所を示している。

図 31　順序判断の際の事象関連電位の例

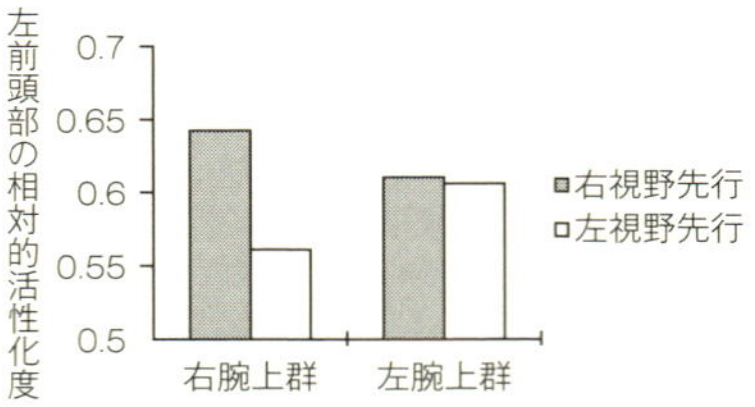

図32　左右前頭部における事象関連電位P300の相対的活性化度

せることにした。

確認のための予備実験として、まず光点は見せるが、ただ座っているだけで順序判断は行わないという受け身的な条件を設定して事象関連電位の変化をみた。これは事象関連電位の変化が、光点をただ見たことだけによって起きるものではないことを確かめるためのものである。分析は最初の光点が出てから約二〇〇ミリ秒後にみられる陰性変動のＮ２００と、約三〇〇ミリ秒後にみられる陽性変動であるＰ３００で行った。Ｎ２００は選択的能動的注意と、Ｐ３００は注意状況で選別を行うための知覚判断と関係しているといわれている。

図31は事象関連電位の例であって、対象者ごとに四〇回の事象関連電位の平均加算値が一本、それに対象者の数一四名分の一四本の変動が描かれている。したがって図にみられる変動のばらつきは対象者のあいだの変動ということになる。前頭部での事象関連電位Ｐ３００の振幅は左半球のほうが右半球よりも大きいが（一・六倍から一・九倍）、中心部では左右あまり違いはない（〇・九倍）。このことは光点の時間順序を判断する際の認知的負荷が左前頭部にかかっていたことを示唆している。左右中心部でのＮ２００の潜時からは、腕組みとは関係なく、右視野先行であれば左中心部、左視野先行であれば右中心部にＮ２００の潜時が短くなっているというように、先行する光点におおむね注意を向けていることがわかった。この結果は、「はじめにくる光が

どちらであるかに注意して判断していた」という多くの対象者の内省報告と一致している。

それでは前頭葉ではどうだったかというと、Ｐ３００の振幅と腕組みとの関係がみられた。ただし右腕上群でのみだった。右視野先行条件と左視野先行条件それぞれで、左前頭部のＰ３００の振幅が示す相対的な大きさ《Ｆ３／（Ｆ３＋Ｆ４）》を相対的活性化度の指標として示したのが図32である。右腕上群だけで前頭葉での活性化との関係がみられたことの理由として、言語応答を要求したために左前頭葉の活性化が強くなり、そのために電位の変化があまりみられなかった右前頭葉で、腕組みの関与を検知できなかったことが考えられる。いずれにせよ、完全な形ではなかったとはいえ、腕組みが前頭葉機能と関与していることを電気生理学的方法で確認できた意義は大きいものと考えている。

まとめ

この章ではじめて利き脳ということばを使って話を進めてみた。実験室的に片側半球を選択的に活性化するという方法で利き脳に類する状況を人工的に作り、それと類似した結果を利き脳の指標の一つと考えられる腕組みの型別に作り出すことができた。腕組みの違いによって二つの利き脳に類した状況が作れたので、そこから腕組みが利き脳の指標として考えられるのではないかと考えたわけである。実験では事象関連電位という電気生理学的方法によって、腕組みと前頭葉における活性化との関係を検討し、ある程度の成果を最終的には得ることができた。

●「定位と収斂」という観点から

本章で紹介した研究から、「課題に特有な利き脳」のどちらを個人が好んで使うか、あるいは得意とするかということが、「個人に特有な利き脳」であることがわかってきた。原理的には右半球は定位的活動、左半球は収斂的活動が相対的に優位だということから、利き脳が指組みによって測られるものか腕組みによるものかは関係なく、左親指上あるいは左腕上のタイプは定位活動が、そして右親指上あるいは右腕上のタイプは収斂活動が相対的に優位していることになる。腕組みと指組みが関係する大脳の前後の部位の違いから、定位的活動や収斂的活動についても、計画と出力のシステムが関係するのかあるいは入力と総合のシステムが関係するのかが問題となってくる。しかしこれまで知能や情動との関連で問題とされた「定位と収斂という観点」は、前頭葉が関係する計画と出力のシステムとの関連についてが主なものだった。第四章の「情動のバレンス仮説」で述べたように、情動においても情動の体験や表出と情動の知覚は大脳の前後で区別されるべきだという考えもあり、前後の部位の区別と定位−収斂モデルとの関係は今後検討されるべき重要な課題として残されている。ところでこれまで取り上げた利き脳にはもう一種類ある。それが性に特有な利き脳であって、次の第九章で取り上げることにしよう。

第九章　女のこころと男のこころ

認知スタイルの男女差の調査

この章ではまず、私が行った調査を手がかりにしてこころのはたらきについての男女差について述べてみたいと思う。約一五年ほど前に行われた私の調査結果をまず紹介しよう[1]。この調査は大学生だけでなく予備校生、大学生の両親、企業社会人および企業採用受験者たちなどを対象にしたものである。ここでは第一章で紹介した、思索家型・芸術家型の認知様式質問紙の結果についてだけ述べることにする。思索家型を測るのが分析性・抽象性尺度であり、芸術家型を測るのが印象性・想像性尺度である。それぞれ〇点から二〇点のあいだに分布するように作られていて、得点が高ければそれぞれの傾向が強いことを示している。

調査は三つの部分に分かれている。第一は五〇〇〇名以上の前述の人たちを対象にしたものであって、そのなかで大学生は約三〇〇〇名を占めている。第二はC大学で数年間かけて集めた資料で、第一のグループに含まれている。第三はある大手電機メーカーの採用試験受験者についてのもので、対象者は第一のグループには含まれていない。[2] C大学と違う点はまず、国立・私立を問わず多くの大学からの受験者であること、第二には理系とはいわゆる理工学系や情報工学系であり、文系とは法律・経済・経営・商学系であるということである。結果をみてわかるように、大学や専攻領域による違いは理系、文系間にみられなかったということで、理系と文系とを常識で分けても問題ないということであった。

まず全体的な傾向をつかむうえで第一のグループでの結果を図33に示してある。図から明らかなように、分析性・抽象性尺度では男性の得点が高く思索家型的傾向が強い。つまり男性のほうが女性よりも、ものごとを分析的にとらえ、抽象的なものの見方をする傾向が強いということである。印象性・想像性尺度からは男女差は認められなかった。このような傾向は他の二つのグループでの調査でもみられているので、一般的な傾向と考えてよいことになる。

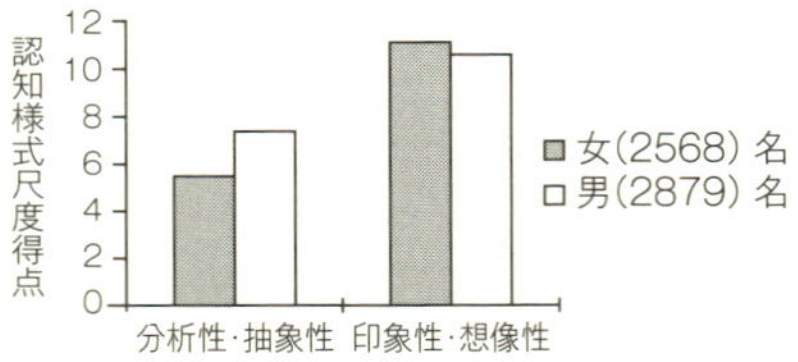

図33　男は女よりも思索家型である（その一）

次にC大学と企業受験者の結果をまとめて図34と図35に示してある。図ではC大学での結果を「授業時」、企業採用受験時の結果を「受験時」として示してある。図で明らかなように、二つの群ともに男子学生は女子学生より分析性・抽象性尺度の得点が高く思索家型傾向が強い。次に気づくことは、受験時の得点が授業時の得点より全般的に高いということである。授業時として示されているC大学での結果は大規模調査の値とあまり変わらないことから、受験者の結果は採用試験という場面での

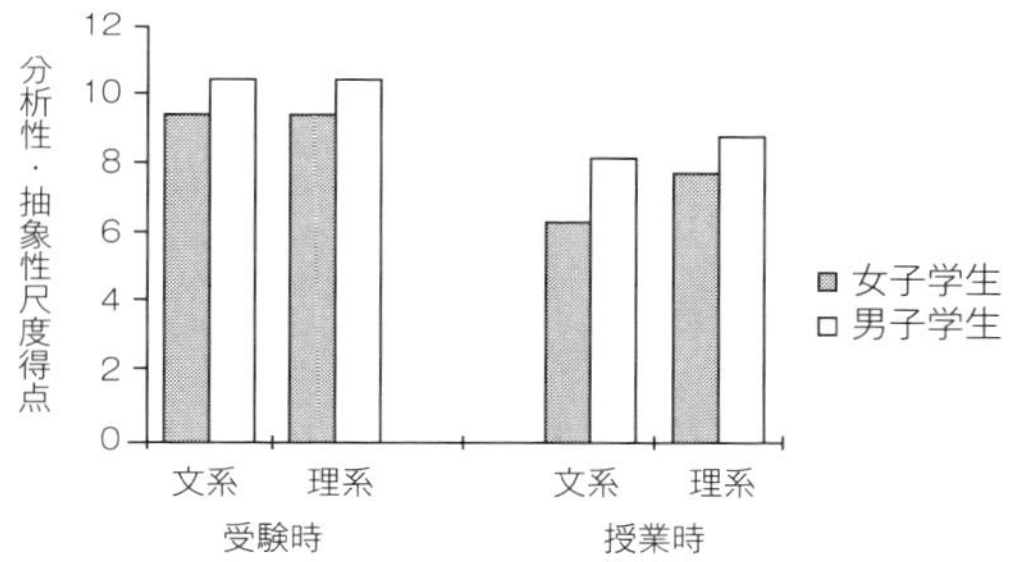

図 34　男は女よりも思索家型である（その二）

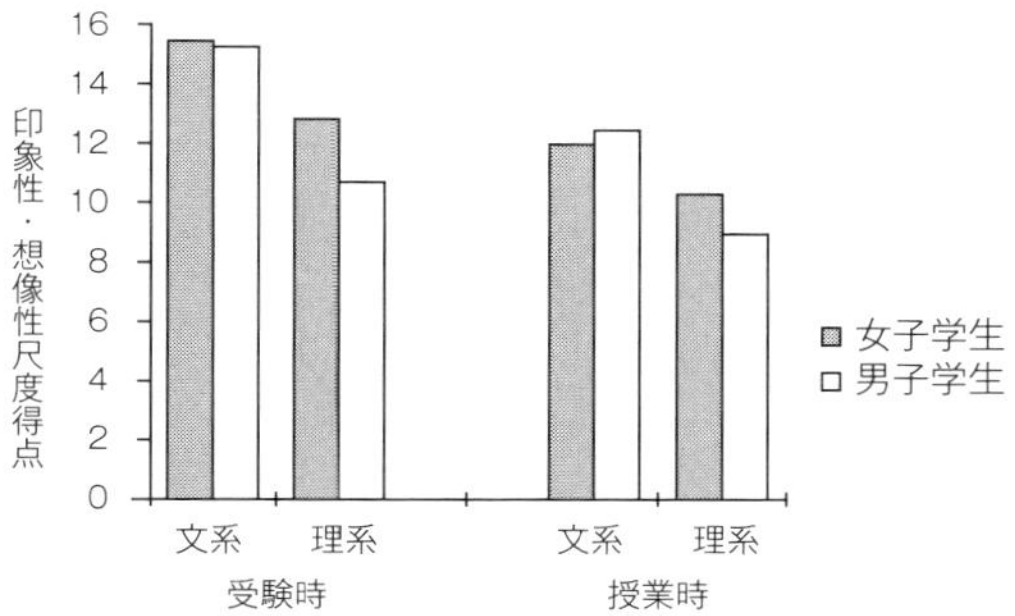

図 35　文系は理系より芸術家型でその違いは男子で著しい

「社会的好ましさ」傾向を反映した思索家型的反応傾向の高まりと考えることができる。しかし「男は女よりも思索家型である」という傾向は保たれているので、相対的な関係をゆがめるものではなかった。

図35より明らかなように、印象性・想像性尺度は、何よりもまずは文系と理系とを弁別する指標であった。どちらの群とも性別とは関係なく文系の得点のほうが高かったが、文系と理系の得点差は男子学生のほうが女子学生よりも強かった。ここでもまた、受験者の得点が全体的に芸術家型方向に高まっていた。

認知スタイルの調査からわかったこと

認知スタイルとは、外界のもろもろの対象をどのように認知するかについての個人的な様式《スタイル》のことである。私は女のこころと男のこころの違いを明らかにするきっかけをこの認知スタイルに求めたわけである。女の認知スタイル、男の認知スタイルということになる。認知スタイルと関係した別の次元の指標として、大学での専攻学部を考えてみた。大学および学部を選ぶことにはさまざまな理由があるだろうが、そのなかには、自分の認知スタイルに合ったところを選ぶという要因が含まれていることは確かなことである。またその人がある学部に入学して専攻する領域の学問を学び、また学部の雰囲気に触れていくなかで、それらがその人のもともともっていた認知スタイルに影響を与えていくと考えることができる。しかしこのような状況は、大学によってさまざま違っていることが予想される。また質問紙による調査は、調査時の状況によって影響を受けることがわかっている。このような観点から、大学を特定化した場合とそうでない場合による違い、あるいは調査時の学生の置かれている立場の違いの影響も併せて検討することにしたわけである。

大規模調査からは、男女の認知スタイルの基本的な姿をつかむことができた。男性は女性よりも、分析したり体系としてまとめるのが得意で、ものごとを一般的に抽象的なこととして受け止めることが多い。他方、女性は男性よりもものごとを直接、実際あるがままに受け止め、具体的な事柄を思い浮かべることが多いということになる。また質問項目にある「理論的な科学が好きである」ことは、理系的な傾向を意味するのではなく、男性的傾向を示すものだということになる。これは常識的にも理解できることではないだろうか。男性が理屈っぽいといわれるのは、またこのような認知スタイルを背景にしていると考えることもできよう。

もう一方の尺度である、芸術家型傾向を意味する印象性・想像性尺度が文系的傾向を示しているという結果から、この尺度のもつ新しい意味が浮かび上がってきた。世間的には、女性は文系向きで男性は理系向きだと考えられがちかもしれないがそうではない。しかし文系的志向や理系的志向のあり方には男女差があり、男子学生では認知スタイルという観点からみて、志向の違いは女子学生よりも大きかった。

大学生群の結果は大規模調査の結果と基本的には同じ傾向を示していた。つまり男性が女性よりも分析的で抽象的な見方をするというのは、ある年齢以上の人たちにみられる普遍的な現象だということになる。また二つの大学生群での結果が基本的に同じ傾向だったということは、質問が授業時間の合間に行われるか、採用試験のなかで行われるかによって大きな影響を受けないことを意味している。

しかしまたそこでみられた違いからは、採用試験のなかで行われた場合、自分をよく見せようとする「社会的好ましさ」反応が混入している様がうかがえたという副産物があった。

今回の調査からはさらに大きな副産物があった。それはこの本のはじめに紹介した哲学上の論争についてである。自然科学はヴィンデルバントがいうように分析的で抽象的な思考方法に特徴があるのではなく、芸術家型の反対の極にあるような、感情や印象に左右されない現実的な思考様式に特徴がある。ディルタイのいう「自然を説明する」とはこのような思考様式を指すものでなければならない。ヴィンデルバントのいう法則定立的方法は、どちらかといえば男性的な思考様式であった。

バロン＝コーエンのシステム化指数と共感指数の男女差

自閉症の研究で知られているイギリスの心理学者のバロン＝コーエンは二〇〇三年に、男性の脳はシステム化に優れた脳、女性の脳は共感に優れた脳であり、システム化の極にあるのが自閉症であるという説を提出している。彼の著作の日本語訳としては『共感する女脳、システム化する男脳』と題した本がある。(3) この本では、アスペルガーが一九四四年に発表した「自閉症のパーソナリティは男性的知能が極端に表れたものである。標準的な変異の範囲内でも、知能には明らかな性差が見られる。……自閉症の人には男性的な特徴が極端に表れている」という文章を引用しながら、「自閉症＝極端な男性型の脳説」の正当性が主張されている。

バロン＝コーエンらは二〇〇五年に、システム化と共感性についての質問紙（前出『共感する女脳、システム化する男脳』の付録二、三参照）から共感指数とシステム化指数を測定し、男性がシステム化タイプ、女性が共感性タイプにそれぞれピークがあること、そして自閉症／高機能自閉症の半数近くが極端なシステム化タイプおよびシステム化タイプに大まかに位置することを示している。

二〇〇六年にフィールライトとバロン＝コーエンらは、システム化指数の質問紙を改訂した大規模な調査を、ケンブリッジ大学メンバーへのネットを通して集められたさまざまな専攻の所属者に対して行っている。[4] その質問紙にはシステム化の指標であるシステム化指数（SQ）、共感性の指数である共感指数（EQ）、そして自閉傾向の指標である自閉症スペクトラム指数（AQ）がある。システム化指数の質問紙は、これまでの質問内容が男性向きに偏っていたために、女性も回答しやすい項目を加えた二〇〇六年改訂版が作成され、システム化指数－Rとなっている。

これらの質問紙が私たちの作成した認知様式質問紙と大きく異なっている点は、日常的で具体的な場面についての質問が多いこと、そしてシステム化指数－Rが七五問、共感指数が四〇問、自閉症スペクトラム指数が五〇問と、質問数の多いことである。さらに、システム化指数が分析性・抽象性尺度と、共感指数が印象性・想像性尺度と関係があるように尺度名からは想像されるが、その内容は大きく異なっている。

システム化指数－Rの例は、「歴史上の出来事を学ぶとき、それが起きた正確な日時などについては、あまり気にしない（逆転項目）」、「機械がどのように動くかというメカニズムなどに強い興味を感じる」、「もし車を買う場合には、その車のエンジンの性能についての詳細な情報を知りたい」、「言語を学ぶときには、その文法からマスターすることが多い」、「動物をみるとそれが正確にどの種に属しているか知りたがる」などがある。

共感指数では、「ほかの人がどのように感じているかに、すぐに直感的に共感することができる」「社交的な場面でまごつくようなことは少ない」、「人を世話することはとても楽しい」、「周囲の人の感情に影響されずに意思決定をすることができる」などがある。自閉症スペクトラム指数の項目内容については本論と関係ないのでここでは省略しておく。

次には質問紙を構成していく際の手続き上の大きな違いについて述べておきたい。私たちが通常ある質問紙を作成していく場合には、因子分析によってまとめられたいくつかの因子ごとにそれぞれの尺度を構成していくという方法をとることが常である。バロン＝コーエンらの場合にはそうではなくて、アスペルガー症候群を測定するための尺度として前述の三尺度が別個の研究で作成され、後に同時に使用するという過程をたどっている。したがって三尺度間の関係を検討する場合には、尺度間の相関分析や三尺度を使った因子分析を行うことはあっても、それによって各尺度の項目内容を再検討するということはない。そのために新たに改訂しようとするシステム化指数－Rを決定する際には単独で因子分析を行い、八個の因子が抽出されたにもかかわらず、心理学的に意味のあるまとまりでなく、信頼性係数が非常に高いという理由から一因子として扱うということまで行っている。

出来上がった尺度間の関係はというと、共感指数とシステム化指数－Rのあいだにはマイナス〇・〇九、自閉症スペクトラム指数と共感指数のあいだにはマイナス〇・五〇、自閉症スペクトラム指数とシステム化指数－Rのあいだには〇・二三という相関がみられ、自閉症スペクトラム指数と共感指数が自閉傾向を予測するための指標であるという二〇〇六年の研究目的に沿った結果だとしている。

それではバロン＝コーエンらの調査では、大学での専攻領域との関係はどうだったのだろうか。アスペルガー症候群を除いた対象者はケンブリッジ大学メンバーへのネットを通して集められた女性一〇三八名、男性七二三名で、質問紙の提示や回答もネット上で行われている。彼らの主たる目的は性差であって専攻差ではなかったが、表示されているのでそれにしたがって検討してみたい。専攻は物理科学、生物科学、社会科学そして人文科学に分かれている。システム化指数－Rでは物理科学専攻が男女とも得点が最も高く、人文科学専攻が男女とも最も低かったが、生物科学専攻と社会科学専攻のあいだの違いに差はなかった。共感指数ではシステム化指数－Rとは全く逆で、男女とも物理科学専攻が最も低かったが、ほかの三専攻を区別することはできなかった。

イギリスの心理学者ネトルは、[5] システム化指数と共感指数尺度の妥当性について、人格の五因子モデルを測るNEOパーソナリティ・インベントリとの関係などから検討している。その結果、共感性の尺度である共感指数は「調和性」因子と基本的に等価であること、システム化の尺度のシステム化指数はこれらの五因子に帰すことはできないことが明らかになった。また、絵画、詩、小説、舞台などの美的領域への関心度、およびテクノロジー、コンピュータ、科学などのテクノロジー領域への関心度との関係についての調査では、共感指数とシステム化指数はともにテクノロジー領域への関心度の性差を説明するのに十分であるが、美的領域への関心度の性差を説明することはできないと結論づけている。

二つの研究の比較

バロン＝コーエンらの研究と私たちの研究とを直接比較することができないことは、質問紙の内容からして明らかなことである。ただ得られた結果からどのようなことが示唆されるのかについては述べることができるだろう。まずは質問紙を作成する目的である。バロン＝コーエンの場合には、自閉症は人のこころが読めないという「マインド・ブラインドネス」であるという前提から出発していた。人のこころを読むためには、共感能力が必要であり、また共感能力の乏しい人の典型として「システム化」傾向の強い人を想定し、それが男性型の脳であると考えたわけである。

他方、私たちの出発点は、人が何でもってほかの動物と区別されるようになったのかという、進化論的な観点にあった。本の冒頭に紹介した説からすれば、左半身の新奇性に対する定位的反応に対する右半身の収斂された慣習化された反応という対比からである。人では収斂された体系の頂点に立つ言語系が、左半身の新奇性に対する定位的反応から独立してはたらくことが可能になってきた。人以外の動物では、収斂された反応が定位的な反応から独立することはあり得ない。だから飼い主に対する親しみの表現という収斂的な反応は、環境の変化によっては飼い主を攻撃するという予期せぬ事態をもたらしてしまうのである。人ではこれらの二つの反応系は、相互関係を保ちながら比較的独立してはたらいている。この姿をみようとするのが私たちの作成した認知様式質問紙の出発点であった。

このような質問紙作成の目的の違いは、当然のことながら質問紙の内容の違いとなってあらわれている。システム化指数－Rでは、「歴史上の出来事が起きた正確な日時などを気にしたり」、「メカニズムなどに強い興味を感じたり」、「車のエンジンの性能についての詳細な情報を知りたかったり」、「外国語学習では会話からよりもその文法からマスターすることが多かったり」、「動物の系統を知りたがったり」というように、対象それ自体のメカニズム、性能あるいは構成要素に対する関心やこだわりがその中心である。これは分析的・抽象的思考を通して一般化を試みる思考様式を測定しようとする私たちの認知様式質問紙とは異なったものである。

共感指数についてはネトルの調査が示しているように、五因子人格次元の「調和性」とほぼ同等のものである。また外向性尺度とのあいだに相関関係がみられているが、私の調査[6]で印象性・想像性尺度と外向性のあいだに同程度の相関関係がみられているところからすると、共感指数と印象性・想像性尺度間にはある程度の類似点のあることが考えられる。しかし共感指数と美的な領域への関心度のあいだに関係がみられなかったことは、共感指数と印象性・想像性尺度のあいだの違いをも示唆していると考えられる。

男女差についての諸研究のまとめ

これまでは質問紙によって測定された、女性と男性の認知スタイルについての二つの研究を紹介してきた。認知スタイルは認知能力と密接に関係している。認知能力の男女差について紹介した本として、私が接したなかで最も包括的で意義深かったものは、すでに紹介したドリーン・キムラの著作[7]であった。私も数多くの彼女の論文に接してきたが、彼女は特に聴覚機能の大脳での左右差を測定する両耳分離聴法を開拓したことでよく知られている。キムラはこの本のなかで、運動スキル、空間能力、数学の適性、知覚、言語能力の男女差を取り上げているが、それらのなかの基本的なはたらきであり、またこれまでこの本で展開されてきた内容に沿ったものとして、主として空間能力と言語能力の男女の違いについてキムラを参考にしながらまとめてみたい。

話の出発点として忘れてはならないのは、男女差を考える際に必要な知識としての生物的要因と社会的要因についてである。生物的要因としては脳の形態学的あるいは機能的な違いやホルモンによる影響が挙げられるだろう。社会的要因としては進化論的な観点からの男女の役割分担の違いから派生する男女の社会的な役割の違いの問題、文化的社会的環境の影響などが考えられる。生物的要因と社会的要因とは複雑にからみ合いながら、進化の過程のなかでそれぞれ変化し融合してきたと考えられるが、進化のある断面を時間的に切り取ってみると、ある程度の分離が可能なようである。本書では、脳のはたらきとの関係でこころの問題を考えようとするその趣旨からして、生物的要因についての検討が主な課題となってくる。

まずは空間能力である。ある対象を別の方向から眺めたらどのようにみえるかを想像するという「心的回転」と呼ばれている課題では男女差がはっきりとあらわれてくる。課題が図形のような抽象的なものであっても、人物や家具のような具体的なものであっても同じである。心的回転と関係して、人が道をたどる時の覚える能力や覚え方の違いがある。この場合も男性のほうが女性よりも成績は良いのだが、覚え方にも違いがあって、女性は目印や道路の名前で覚えていたが、男性は地図上の方向や距離を使って覚えることが多かった。

全般的に空間課題では男性のほうが女性よりも成績は良いのだが、そうではない課題もある。空間的に配置された複数のもののなかからある特定のものの位置を思い出すという課題では女性のほうが成績は良く、見慣れないものを置いた場合でも同様の結果だったことから、名前を覚えることが成績にプラスの影響をもっていたとは考えにくい。キムラはこれら二つの認知能力の性差について、進化論的な観点からの解釈を紹介している。心的回転は道具製作や屋外での活動と、空間の位置の記憶は屋内での活動と関連づけようとするわけである。キムラはこのほかにも、男性優位の課題として本書でもよく紹介された埋没図形テストなどを挙げているが、男性優位である理由は述べてはいない。

次の言語能力に関しては、女児のほうが男児よりも言語発達が早いとはいっても、青年期または成人期まで残っているものはそれほど多くはない。大人になって残るものではっきりしているのは、文法と綴り、そして特定の語で始まったり語尾に特定の語のある単語を言うという、限定つきの言語の流暢性課題である。同じ流暢性でも、どのようなカテゴリーの語が要求されているかによって男女差は異なってくる。「丸いもの」「金属のもの」を列挙する課題では男性のほうが成績は良いが、「赤いもの」「白いもの」というように色というカテゴリーを使って語を生成するのは女性のほうが良い。色名呼称では女性は成績は良いが、これは色の名前を呼ぶ（ラベリングする）能力の高さと関係している。また言語記憶課題では、関連のない語のリストでも意味のあることばを再生する場合でも女性が優れている。線画の記憶でも女性の成績のほうが良いが、これはものに名前を結びつける能力と関係があるらしいとキムラは考えている。このことが顔の記憶でも女性のほうが良いことの理由となっている。これまで述べてきた空間能力と言語能力の、男女の特徴に与える性ホルモンの影響については本論とは関係ないので省略する。

男女の脳の違いと認知能力の違いとの関係については、左右の大脳半球の連絡路である「交連」部分の男女差が一つの大きな話題となっている。この交連システムには脳梁、前交連、後交連などがあり、これらの大きさの男女差についてはさまざまな議論があるが、まとめて交連部分と呼ぶことにすると、女性の交連部分の大きさが男性より大きいと考えられている。大きいということは、そのなかに含まれている神経繊維の数が多いことになり、そのため両半球の交流が良くなることが期待されるわけである。その結果として、あるはたらきが片側半球に依存する程度が低くなり、女性では左右差が出にくくなる可能性が出てくることになる。また両半球の交流が盛んなことから、ある片側半球に依存する度合いが高いはたらきが妨害されたりまたは促進されたりする可能性も出てくる。あるいは、同じ課題であっても、違った解決方略を使うようになることもあり得るだろう。たとえば、女性の舌が滑らかで次から次へと会話の話題に尽きることがないのは、両半球の交流の良さと関係づけることができるかもしれない。また方向音痴といわれる空間認知の問題は、空間認知と関わり合いのある右半球への左半球からの干渉の結果として説明することも可能である。

実験的に左右の半球のはたらきの違いを検討する方法として、視覚では左右の視野に出された刺激の認知の正確度の違いをみるという視野優位法、聴覚では左右の耳で聞いた刺激のどちらが正確に認知されたかをみるという両耳分離聴法がある。言語刺激は右視野（左半球）あるいは右耳（左半球）のほうが反対の視野や耳に出された場合よりも正確であり、非言語刺激は逆だという機能的非対称性を示すが、男性のほうが女性よりもおおむねその非対称性が大きく出てくる。

左右の半球のはたらきの性差は、脳に損傷を受けた際にもあらわれてくる。たとえば左半球に損傷を受けた場合、失語症になる程度は、男性のほうが女性よりも大きい。また失語症からの回復は女性のほうが男性よりも早い。第七章で語の流暢性が左前頭葉のはたらきと関係していることを述べたが、脳損傷による影響をみると男性では左前頭葉損傷による影響が右前頭葉損傷の場合よりも大きいが、女性ではそのような左右差はみられない。つまり脳損傷者で得られた資料は、交連の大きさが女性で大きいという知見に対応しているとみなすことができるということである。

次に、情動の章で問題にした接近－離脱反応と関わり合いのある研究を紹介しておきたい。夫婦間でのいさかいの際に、女性は要求を出し（接近）、男性は退く（離脱する）傾向にあることはよく知られているが、この違いは歴史的には男女間の決定的な違いとしてみなされてきた。[8] またストレス状況で男性は離脱的行動を、女性は社会的サポートを求めるといった接近的行動をとることが知られている。[9] マザーら[10]はそのような行動がどのような脳的な基礎をもっているかについて、ｆＭＲＩを用いて検討している。この研究では、急激なストレスを与えられると、顔をみていた対象者の顔に関係すると考えられる脳の顔領域のｆＭＲＩの変化は男性で減少するが、女性では増大するというようなはっきりした性差がみられている。つまり接近と離脱という行動がｆＭＲＩの変化にあらわれたということになる。さらにはストレス下で怒った顔をみている男性のｆＭＲＩでは、他者の情動を解釈し理解すると考えられる脳領域と顔知覚に関係する領域のあいだの協応関係は減少するが、女性では増大するという結果であった。ここでいう協応関係というのは、次の章でいう脳の機能的結合性をあらわすものであって、脳の離れた領域のあいだが関連しあってはたらいている程度をあらわす指標のことである。

最後に、指組みと腕組みという潜在的ラテラリティの安定性の男女差についての私の調査を紹介しよう。定位－収斂反応、あるいは利き脳の男女差を示唆してくれるからである。小学三年生から中学三年生までの六年間に合計五回の潜在的ラテラリティ検査を受けた、女子三五名、男子二七名について、その変化のパタンをみてみた。六年間に変化のみられる子どもが多かったが（女子一九名、男子一七名）、指組み腕組みともに右上という右半身と関係したパタンは女子六名、男子〇名、ともに左上という左半身のパタンは男子六名、女子〇名というように全く逆であった[11]。

潜在的ラテラリティと利き脳の関係についての私の説からすると、女子では左半球のはたらきが、男子では右半球のはたらきが、子どもの発達にとって重要な時期で安定しているということが、利き脳の男女差をもたらす要因の一つとして作用することになる。また問題を定位－収斂反応という観点から考えてみると、「女子＝収斂＝右半身」、「男子＝定位＝左半身」というようにうまく一致するのである。さらには中学一年時と三年時の二回、潜在的ラテラリティ検査を行い、二回とも右側が安定していた女子群では知能検査の言語課題が、また左側が安定していた男子群は空間課題が、それ以外の群よりもはっきりと優位性が認められた[12]。すなわち知能検査でよくみられる男女差が、より拡大された形で示されたわけである。つまり定位－収斂モデルが知的能力における男女差をも説明する可能性が示唆されたことになる。

まとめ

これまで、男女の認知能力の違いとそれに関連すると考えられる脳のしくみについての概略を述べてきた。そこで得られている成果を、認知スタイルの性差と結びつけるような直接的な証拠はない。しかし次のような想定は可能である。まず分析性・抽象性尺度がなぜ性差と関係していて、男性で分析性・抽象性が高いのかという問題である。この尺度では、対象を分析し抽象化することを通して、対象の一般化された性質をつかもうとする。つまりそれは、対象を具体性から抽象性へと収斂させてとらえようとする態度と関係している。両半球が相対的に独立してはたらいていると考えられる男性のほうが、このような思考様式をとる可能性が高いと考えられる。男性よりも両半球の交流が多くみられる女性では、抽象的なとらえ方と具体的なとらえ方を分けて操作していくことが、男性よりも困難だと考えられる。このような解釈が事態をうまく説明するものとして考えられるのではないだろうか。

次の印象性・想像性尺度と大学での専攻領域との関連については、バロン＝コーエンらの調査結果が大いに参考になる。彼らの調査結果をまとめると、システム化指数が最も高く共感指数が最も低いのは物理科学専攻生であり、その逆のシステム化指数が最も低く共感指数が最も高かったのは人文科学専攻生だったということになる。また先に指摘したように、共感指数と印象性・想像性尺度のあいだの類似性の存在を考慮するならば、対象を新奇的に定位的反応でとらえることと結びついた、情動的反応の存在がでてくることになる。

●「定位と収斂」という観点から

本章の最後では、男女の行動の違いを説明するための進化的観点を加味した原理として、接近－離脱モデルと定位－収斂モデルを使い分けてみた。接近－離脱モデルは引用文献での解釈をそのまま引用したものである。他方、定位－収斂モデルを私自身の研究に適用してみた。引用された研究では夫婦間の争いでは女性は要求を出し、男性は退く傾向にあることを要求（接近）、退く（離脱）と解釈されていたが、定位–収斂モデルを適用し、要求を出すことは収斂を求めるからであり、退くことは定位行動の基本形のあらわれと考えることも可能ではないだろうか。またストレス下での結果についても同様の解釈を行うことができるのではないか。さらには心的回転や、言語流暢性のカテゴリー化課題では事物の性質の列挙で男性がよいのは、定位探索的活動の高さに帰すことができるだろう。また同じカテゴリー化課題でも色名呼称（色のラベリング）で女性の成績がよいのは、色名への収斂的活動の高さに帰すことができるのではないだろうか。

それでは認知スタイルの男女差についてはどうなるのだろうか。バロン＝コーエンらが男性の特徴であるとしたシステム化指数–Rには、「機械のメカニズムなどに強い興味を感じる」「車を買う場合には、エンジンの性能についての詳細な情報を知りたい」「動物をみるとそれが正確にどの種に属しているか知りたがる」などがあるが、これらを定位的行動の高さとしてまとめることができるだろう。他方、女性に特徴的な共感指数には、「ほかの人がどのように感じているかに、すぐに直感的に共感することができる」「社交的な場面でまごつくようなことは少ない」「人を世話することはとても楽しい」などがあるが、これらは感情や行動の収斂性の高さとしてまとめられるのではないだろうか。

他方、私がモデルとした分析性・抽象性尺度では、男性は「見たり聞いたりしたものを細かく分析する」傾向、つまり定位的行動が強い。これに対して女性は「見たもの聞いたものに対してそのまま直接受け止めることが多い」傾向、つまり収斂的行動をとることが多いということになる。このようにして、定位–収斂モデルは男女差をうまく説明できる原理であるように思える。

第一〇章　マインドリーディングとブレインリーディング

こころの理論

人にはこころがあるが動物にはこころはあるだろうか。さまざまな議論があるだろう。我が家には三匹のネコがいる。それぞれ個性が違い、また私との関係も違っている。あるネコは、人なつっこく気が向けば膝の上に上がりたいというような表情をしながら、私の気配を感じ取り飛び上がってくる。私のこころを読んでいるかのようにみえる。それではこのネコは、いやどのネコもこころをもっているのだろうか。こころを読むとはどういうことなのだろうか。現在、心理学では一般的に「こころの理論」をもつことが、こころを読むことなのだとして説明しようとしている。

「こころの理論」というアイディアは、アメリカの心理学者のプレマックが一九七八年にウードルフとともに、メスのチンパンジーのサラを使った「チンパンジーはこころの理論をもっているか?」と題した論文(1)のなかではじめて紹介された。このチンパンジーのサラは、プレマックが「チンパンジーの言語?」と題して一九七一年にサイエンスに発表した有名な実験で使われたのと同じチンパンジーである。サラは、俳優が難易度の異なるいろいろな課題に取り組んでいるビデオをみせられた。それぞれのビデオと一緒に何枚かの写真をみせられたが、その写真のなかには正解を示した写真が入っていた。サラは一貫して正しい写真を選んだが、このことからビデオはサラがやるべき課題をあらわしていること、そして人がやっている行動の目的が何であるかをサラがわかり、正しい写真を選んだのだと推論してみると、このチンパンジーの行動が理解できることになるとプレマックは考えた。

プレマックとウードルフによると、こころの理論とは信念、意図、願望、ふりをすること、知識などの心的状態は、自分自身や他者がもっているものとしてそれぞれに帰属させ、他者は自分自身とは異なった信念、願望、意図をもっていることを理解する能力であるということになる。

それでは我が家のネコはこころをもっているということになるだろうか。やはり残念なことだが、そもそもネコはこころをもっているとはいいがたい。ネコはエサがほしいとき、甘えたいときには鳴いたりすり寄ってきたりするので、自分自身の願望や意図というこころらしきものをもっているようにみえるがそうではない。こころをもつということは、自分のいまの状態がどのようなものであるかをもう一つ別の目で眺めることができるということである。人の例でいうならば自己をもっていないのである。自分と飼い主の関係は、自分の置かれている環境によって変わることがわからないので、外では仮にお腹が空いていても飼い主がそばに寄るだけで逃げてしまう。左半球の収斂しルーチン化した行動ではなく、右半球の緊急的行動が前面に出てしまうのである。しかし老齢化しまたトイレットトレーニングができなかったために、トイレに行くためだけにしか外に出なかった別のネコは、緊急行動的なサインが外には存在しないために、外と家の中での飼い主に対する行動は変わりないのである。

動物は一方では敵から我が身を守り、他方では捕食対象に対して攻撃するという二分された方法を身につけていったと考えられるが、ここで何よりもまず重要なことは、どれが敵であるかまたどれが捕食対象であるかを、新奇な対象に対する右半球の敏感な定位反応でもって弁別し、次いで収斂した左半球による行動へと導いていくその過程であると考えられる。自分を襲ってくる敵の出現に対しては、回避すべきか攻撃すべきかの素早い判断と行動、それに伴う急激な生理的反応があり、行動の結果、脅威から回避できたことから生じる生理的反応の変化が考えられる。この生理的反応がやがては情動となり、その役割を果たすことになってくる。

こころの芽生えはおそらく、環境の変化に対する右半球による素早い定位的応答と左半球への情報の伝達と関係していると考えられる。経験を重ねていくにつれ、対象に対する左右の半球の応答はより的確なものとなっていく。ここで重要なことは、環境の変化に対する左右半球によるさまざまな応答を制御する脳的機構が、当該の動物に備えられているかどうかということである。ネコにはこのような装置が備えられておらず、発達しようがなかったために、こころをもつことができなかったのであった。飼い主に対するルーチン化された接近反応は脳内制御機構が欠如しているため、外環境からの緊急的反応からの影響をもろに受けて、外では家とは全く違った逃避反応を引き起こしたのだった。

こころがこのような脳内制御機構に支えられ、プレマックらが示したように、少なくともチンパンジーで存在するとするならば、それは何よりもまず、前頭葉の発達と関係しているものと考えられる。大脳皮質のなかでの前頭葉の割合はネコで三パーセント、イヌで七パーセント、チンパンジーで一七パーセント、人で三〇パーセントというように、チンパンジーで急激に増えていること、そして前頭葉の行動制御的役割を考慮して得られた帰結であり、またこころの理論の成立にとっての前頭葉の役割についての脳科学の成果からも明らかな帰結である。脳科学の成果については次項で詳しく検討することにしたい。

しかし前頭葉の行動制御的機能を重視するというだけでは十分ではない。こころには認知機能だけでなく感情が備わっている。認知と感情の関係についてはは第四章ですでに述べたことだが、ここで改めて述べることにしよう。動物が緊急的な事態に直面した場合、生理的反応を必ず伴っている。しかしその生理的反応は、当該の動物が緊急的な場面を右半球の定位反応とそれに続く行動によりどのように処理し切り抜けたかによって、異なった様相を示すだろう。うまく処理できれば生理的反応は急激に低下するだろうし、処理がうまくいかなければますます増大するだろう。そこで脳内制御機構を備えている生体では、自分のとった行動について、プラスかマイナスかの評価が脳内制御機構に伝えられる。プラスの評価であれば、それをもたらした行動は生理的反応の低下によってルーチン化された行動として定着するようにと、脳内制御機構は作用するだろう。行動がマイナスの評価を受けた場合には、その行動は生理的反応の高まりによって収斂された行動として定着することはなく、新しい行動をとるようにと脳内制御機構ははたらきかけるだろう。このような操作を繰り返していくなかでこの脳内制御機構にたくわえられた知識の量は増大し、ある事態に直面する前に予期的に行動を起こして事態に備えるという内発的な制御機構を作り上げていくものと考えられる。このような過程で重要な役割を果たすのは生体とその養育者の関係である。その典型例として、人の母子関係を眺めてみたい。

こころの理論の成立とは、他者を眺めるまなざしを通して自分を眺めるまなざしが成立していく過程である。自分が引き寄せられる対象が、自分の要求に対して応答してくれることがわかること、そこからこころは発生してくる。この「わかる」とは新生児での表情模倣研究で知られるメルツォフが仮定するような内的表象システムを通しての「私のように」仮説[2]、あるいはミラーニューロンの存在を考慮に入れる必要があるだろう。このわかるというしくみの原型は、先天的に備わっているものと考えられる。胎児がすでに音楽やことばの音調を認識し、また新生児が母親の声を好み、母親の声のイントネーションでその感情を見分けられることは知られている。しかしそれだけではなく、聞いた言語の違いが音声として表現されていることが最近明らかになってきた。フランス語を話す家庭に生まれた新生児と、ドイツ語を話す家庭に生まれた新生児とでは泣き声の音調が異なっていて、その傾向はそれぞれの言語の特徴と一致していたという[3]。

つまり人では、特定の対象に対する共感性というものがすでに胎児の時期から形成されていること、また泣き声という自分の要求をあらわす原初的行動がすでに社会的性格をもっていて、しかもそれが慣習化されたシステムの頂点に立つ言語体系と結びついているということである。言い換えるならば胎児の時期からすでに、慣習化された認知体系と感情の共同作業が認められるのである。とはいってても生後しばらくの間は、子どもからみた母子間の関係は渾然一体としていて、自分と母親の区別はつかない。しかしものに触れ、母親に触れ、自分に触れ、その違いを通してそれらは別であるという認知が芽生えてくることによって身体的自己が確立されていく。体の違いの認知があっても、はじめ他者は自分と同じ考えをもっていると思っている。しかし自分が要求しても要求通りには行動してくれないことから、次第に他者は自分と違う考えをもっていることを理解しはじめる。また視点の転換が可能になってくると、自分は他者とは違った考えをもっていることが理解できるようになる。自分は他者とは違った存在だということの理解から自我が、自分内部での視点の転換から、自我を眺める自己が成立していくことになる。

すぐ前の文章で「認知体系」「思っている」、あるいは「理解しはじめる」ということばを使って説明していた。これらの関係をここで少し検討してみよう。私は「認知」「思う」「考える」、これらの異なったことばで表現されることの共通点は、「自分のこころに説明してみて了解する」ことにあるが、どこまで了解に至ったかという違いがあるものと考えている。つまりいろいろなことばで表現されるこころの状態は、ディルタイのいう「説明」的方法と「了解」的方法の相互関係としてあらわされるということである。観点を変えるならばどこまで自我、あるいは自己が関わったかによって、その相互関係は異なってくるだろう。関わりが少なくなれば説明的方法への、多くなれば了解的方法への重みが増大してくるのではないだろうか。

まとめてみると次のようになる。こころは前頭葉の発達に伴って成立した、脳内制御機構のはたらきと密接に結びついている。それは右半球の新奇性に対する定位・探索反応が、左半球の収斂された反応へと移行するなかで発生してきた。人の場合それは、新生児で環境音と言語音に対する左右半球の応答の違いとして示されるようなものである。その基本が胎児期ですでに形成されていることを示す証拠もある。これらは、胎児期のあいだに母子間にみられる一体的な関係を通して形成されたものと考えることができる。出生後、さまざまな経験を通して母子間の分離が進み、子どもの自我が芽生えてくる。自我とは環境と自分の関係をどうとらえ感じているかという態度である。そうであるとするならば当然、環境に対する定位・探索的反応と結びついた感情がそのなかに含まれているはずである。

このようにして自我は、右半球の感情的反応と密接に結びついていることになる。次項では、右半球と関係づけられるさまざまなこころのはたらきについて眺めていくことになるが、そこからどのような結論が導き出されていくことになるだろうか。

脳のはたらきからみたこころの理論

これまで繰り返し述べたことだが、こころとは何であるかを真に理解するためには、こころの理論が脳のはたらきとどのように関わっているか検討することが重要である。こころの理論の発生が、前頭葉のはたらきの発達と関係しているという想定からしても、このような検討は重要な意味をもっている。

こころの理論の成立にとって、自分の顔が自分の顔であるという認知が重要である。チンパンジーに鏡を見せると鏡で身づくろいをしたり、鏡の後ろを探し回ったりすることはよく知られている。また幼児の顔に口紅で印をつけて鏡を見せることで、鏡に映っているのが自分の顔であることがわかっているかどうかを調べるルージュテストというものもある。

アメリカの心理学者のキーナンらは、鏡に映った自分の顔に気づくこと（セルフ・アウェアネス）

ところの理論との関係を一貫して追究している。その研究は『うぬぼれる脳「鏡のなかの顔」と自己意識』として邦訳もされている。[4] 彼らの研究は、共著者であるギャロップ・ジュニアの父のギャロップが、チンパンジーに鏡を見せると、鏡に映っているのは自分だと認識していることを示す反応をみせたという観察結果を記した一九七〇年の論文から出発したものだった。ギャロップの論文に刺激されて、サルではどうか、他の動物ではどうか、そして赤ん坊ではどうかなどと実験は急速に広がっていったのであった。キーナンらは、鏡に映っているのが自分だと気づく（アウェア）という意味からこの現象をセルフ・アウェアネスと名付けた。

彼らの研究の基本は、自分の顔と他者の顔を見たときの脳の活動の変化を、fMRIで比べるというものである。また自分の声を使ったり、顔に「私は考える」「私は信じる」のような自己言及的なことばを書き入れたりする方法もある。また本人の顔が出ることを予告しない「受動的認知」条件と、出ることをはっきり予告し、自分の顔を見た場合には合図をするという「能動的認知」条件を設けたものもある。[5] たとえばプラテク、キーナンらの研究[6]では、自分の顔と有名人の顔を見ているときや、目の表情を見てその人のこころの状態を考えているときのfMRIの変化を比較検討している。自分の顔のほうが有名人の顔よりも上、中、下右前頭回での活性化は強かったが、目の表情条件では活性化の様相は異なっていて、両側性のものが多かった。つまりセルフ・アウェアネスと心的状態の帰属が関係する脳領域には共通点と相違点がみられたのだった。そのほかには顔のモーフィングをやったり、片側半球の活動を一次的に麻痺させるという和田法を用いたり、脳損傷患者（たとえば右半球損傷による身体失認症）を対象としたりして自分顔実験を行った研究があるが、セルフ・アウェアネスの高まりは一貫して右前頭葉の活性化をもたらす結果であった。

彼らは「セルフ・アウェアネスは、自分自身の考えあるいは心的状況に気づくことである。それは自分自身の認識を振り返る能力をもつことを含んでいる」という点でこころの理論と密接に関係していると考えている。これに対して、キーナンらの研究グループが問題とするセルフ・アウェアネスの研究は、自己を主体としてみるような研究であって、自己を対象として眺めるという観点からのものではないというボゲリーらによる批判がある。(7) 確かにプラテク、キーナンらの研究ではセルフ・アウェアネスとこころの理論課題とが関係する脳の領域は完全に一致するものではなかった。

ここで鏡に映った顔が、自分の顔であることに気づくというしくみについて考えてみよう。顔そのものに関心を示し、ほかのものよりもじっと長く注視するというしくみが生まれつき備わっていることは、新生児での顔注視の研究で明らかになっている。また幼児は自分の要求によって相手の顔や声が変化し、また自分に応答してくれることに気づくことを通して、相手に対する愛着の気持ちをもつと同時に相手が自分と別の存在であることに気づいていく。鏡に映った自分の顔はといえば、自分に応答してくれるところまでは同じだが、自分の身体の一部分を映し出してくれるものであり、またそのなかでも、自分の気持ちに応じた変化がいちばんはっきりと対応した形でみられるものである。悲しいときとうれしいときとでは顔の形は変わるし、手で顔に触るとその動きはそのまま鏡に映っている。鏡に映った自分の姿は自分そのものではなく、自分から眺められている自分だと気づくようになると、自己の対象化が始まるのである。

このようにして鏡に映った自分の顔は、自分を代弁してくれる自分のなかのさまざまなもののなかで重要な部分を占めている。声も同様に自分の気持ちを代弁してくれる部分である。鏡に映った自分の顔を見て、「ああ今日は疲れた顔をしているな」と認識したり、あるいは気持ちを引き締めてみてそれに伴う表情の変化を確かめながら気持ちをさらに高めていく、このような役割を鏡の顔は担っている。キーナンらが自分の顔を見ることによって生じる「セルフ・アウェアネスは、自分自身の考えあるいは心的状況に気づくことである。それは自分自身の認識を振り返る能力をもつことを含んでいる」としたのは、まさにこのような事態ではないだろうか。しかし鏡に映った自分の顔を見るという事態のなかには、意識のさまざまな段階がある。対象としての自己に至っていない主体としての自己の段階もあり得るわけで、ボゲリーらの批判は、両者の区別が手続き上どのようにされているか不明な点を問題にしたものとも解釈できるように思える。

ところでボゲリーらは[8]、自分自身の心的状態のメタ表象としての自己意識と、他者の心的状態をかたどる（モデルする）能力を必要とするこころの理論の能力は密接に関係しているという観点から出発して次のような実験を行い、彼らのいうセルフ・パースペクティブをもつことと、他者のこころをモデリングすること（こころの理論）の脳的基礎を検証しようとした。こころの理論の課題では、「盗みに入った泥棒が帰り道で警官に出会った。警官は泥棒とは知らずに、泥棒が落とした手袋を注意しようと〝待って！〟といったら、泥棒は手を挙げて盗みに入ったことを認めた」という文章を読んだ後で「どうして泥棒はそうしたの」と質問される。つまり、泥棒という他者のこころの状態をかたどらなければ答えられないわけである。

こころの理論＋セルフ・パースペクティブ課題（自己と他者への帰属の物語）は「盗みに入った泥

棒は帰り道です。彼はあなたの店に泥棒に入ったのだ。しかしあなたはどうしようもない。彼は逃げ去っている。警官が通りかかって走り去っている泥棒を見つける。警官は近くのバスをつかまえるために男が急いでいると思う。警官は男があなたの店に泥棒に入ったばかりだということは知らない。あなたは男がバスにはいる前に、警官に急いで話をすることができます」「さあ、あなたはどういう？」と問われる。

セルフ・パースペクティブ課題（自己への帰属の物語）では「ロンドンへの旅行であちこち見物しようと思い朝ホテルをでた。雨が降りそうにない快晴だったので傘は持たなかった。しかし大きな公園を散歩中、空がにわかに曇り強い雨が降り始めた。あなたは傘を忘れたのだ」「さあ、あなたはどう考える？」と問われる。

ｆＭＲＩを分析した結果、こころの理論は前帯状皮質および左中側頭葉、セルフ・パースペクティブ課題は右側頭・頭頂接合部および前帯状皮質の活動の増加というように異なった領域が関係していた。興味深いことには、両者が右外側前頭前皮質で交互作用することによって関係しあうという結果であった。彼らはこころの理論とセルフ・パースペクティブの統合を必要としているときにこの領域が特異的に活性化されるものと解釈している。彼らの解釈に付け加えるならば、彼らのいうこころの理論課題は自己の対象化があって可能になるものであり、またセルフ・パースペクティブ課題は主体としての自己が関わる問題である。キーナンらの「自分の顔研究」がこの両者を含んだものと考えるならば、同様に右前頭葉の関与を示す証拠が出てきて当然といえるのではないだろうか。

こころの理論は皮肉やメタファーの理解の違いにまで及んでいる。エビアタールとジャストは、(9)一次的誤信念（ある人物の心的状態を理解すること）で正しい帰属ができる子どもや成人は、メタファーを理解できるが皮肉は理解できないこと、二次の帰属（他の人物が信じていることについてのある人物の信念を理解すること）で正答を示す子どもや成人は皮肉をも理解できるという研究や、右半球損傷はメタファーよりも皮肉の理解の障害をもたらすが、左半球の損傷は逆に皮肉よりもメタファー理解の障害をもたらすという先行研究を参考にしながら自分たちのｆＭＲＩの研究を行っている。ここで解説を付け加えておくならば、メタファーでは、たとえば〝雪の肌〟というようにものごとのある側面をより具体的なイメージを喚起することばに置き換えて簡潔に表現するが、雪のイメージの生成という点では左半球がもっぱら関わっている。他方、皮肉の場合には、その人の立場に立って考えるという側面が重要になってくるので、これまで行ってきた諸研究の展望からは右半球の関与が示唆されることになる。

実験は大学生が対象で、普通の文体、メタファー、皮肉の三種類の文章を見て質問に答えるというものである。メタファー課題では「スーシーは弟が病気の時お母さんの手伝いをした。彼女は弟の世話をよくやった。お母さんは〝あんたは天国からきた天使だね〟といった」の文が提示される。皮肉課題では「アンはパーティドレスをきれいなまま帰宅すると約束した。彼女は泥でよごして帰宅した」の文を提示後に、「お母さんは〝きれいなままでいてくれてありがとう〟といった」の文が提示され、しばらく経った後で「アンが帰宅したとき服はきれいだったか?」の質問文が提示され、被験者は注意確認のための「はい」「いいえ」のどちらかのボタン押しを行うのであった。分析の結果、メタファー条件では、普通の文体および皮肉条件よりも、左内側前頭回および両内側側頭葉の言語関連領域で有意に高水準の活性が示された。これに対して皮肉条件では、普通の文体条件よりも右上側頭回および右中側頭回での活性化は有意に強く、この領域ではメタファー条件は中間の水準であった。これらは、左半球はメタファー理解に特異的に関与し、右半球は皮肉の理解に特異的に関与するという片側半球損傷患者に関する先行研究と基本的に一致する結果であった。それに加えて、皮肉文とメタファー文の理解には、右側頭葉の異なった言語領域における活性化パタンが示されるという、右半球ではこの二種類の文章表現には脳の異なった領域が用いられることを示唆した結果であった。

こころの理論課題の遂行には、登場人物自身についてのパースペクティブを考慮に入れて、ある推定を行うという側面が含まれているという観点から行われたリンドナーらの研究を次に紹介したい[10]。ドイツの大学生に、予備調査で熟知度が一〇〇パーセントであった有名人二人の人物の姓を見せて、どちらの背が高いか（エルビス 対 ブッシュ）、政治家がいるかどうか（ジャクソン 対 レノン）、音楽家がいるかどうか（グラス 対 モーツァルト）、どちらが賢いか（ハンクス 対 アインシュタイン）についての判断を求めた。トム・ハンクスとアインシュタインの知能、またはプレスリーとブッシュ前アメリカ大統領の身長の比較判断を求めるというような、人物の全体像を考慮しなければならない課題で示されたｆＭＲＩの変化は、内側前頭、眼窩前頭そして辺縁領域、および側頭・頭頂接合部というように、こころの理論課題でこれまで示されてきた領域ときわめてよく一致し、内側前頭前部のいくつかの領域では知能の比較課題で特に強い活性化が認められた。彼らは、人物比較とこころの理論に共通したパースペクティブ・テイキングの利用というこころのはたらきの存在を示すものと解釈している。

実際、トム・ハンクスとアインシュタインの知能を比べるというのは、発達障害を乗り越えたフォレスト・ガンプを映画で演じ、主演男優アカデミー賞をとったトム・ハンクスとアインシュタインとは、発達障害を克服したという点では確かに共通する部分がある。しかしこのようなパースペクティブ・テイキングをするのではなく、物理学と映画という全く異なった領域で特異な能力を発揮した両者を比較するという、別のパースペクティブ・テイキングが問題となる難しい課題である。これは、他者についてのパースペクティブ・テイキングを問う課題であるが、それは同時に、自分がどのような立場をとるかという自己についてのパースペクティブ・テイキングの課題でもある。

これまでこころの理論と関係づけて行われた研究を紹介してきたが、その多岐にわたる研究のなかで最も多いのは、物語を使った、いわばこころの理論研究の原型ともいうべきものであった。メイソンとジャストは、[11]右半球損傷者ではこころの理論に基づいた推論に欠陥のあることを示した、ハッペらが一九九九年に行った著名な研究で用いられた文章を例にしながら、物語が課題として適当かどうかを問うている。そこで問題にされる物語は一八二頁で紹介したボゲリーらが使った泥棒問題である（この研究の共同研究者の一人がハッペである）。メイソンとジャストが引用しているトムキンスらによると、この物語は推論的過程を特に要請した場合に生じる欠損であって、こころの理論の問題ではないという。私はむしろ、情動と認知の関係を取り上げた第四章のはじめに紹介した、右半球と視覚的文脈という観点から考えてみるとより広い視野から問題を眺めることができるのではないかと考えている。

右半球損傷によって問題とされる視覚的文脈による推理の障害とは、空間的時間的関係における視点の移動と関係している。第四章での例を再掲すると、「太郎は次郎よりも背が高い。それではどちらの背が低いでしょうか」あるいは「花子は部屋を掃除した。それは部屋がきたなかったからだ」の二文とも右半球損傷によって理解が困難になる。背の高さの場合ではマーク（印）をつける対象（視点）を太郎から次郎へと移動させることが必要であり、また部屋の掃除の場合には部屋という同じ空間を時間的に逆転させるという視点の移動が問題となる。このような考え方を泥棒問題に適用すると、警官の視点から泥棒の視点へと移動させることによって答えは可能となるのである。

皮肉課題あるいは人物の比較課題では、同様の視点の移動という観点に情動を加味させると、右半球が関与している理由を理解できるのではないか。皮肉の例の場合は、汚れた服のアンの場面から「きれいな服でありがとう」という場面へと視点が移動し、その矛盾に気づけばよいわけである。矛盾したことをお母さんがいうことには、お母さんの遠回しな非難の意味があった。人物比較の例であれば、政治家がいるか音楽家がいるかという質問は、単なる知識を問うようなものである。背の高さや知能の高さを問う質問の場合には、そこでの登場人物が活躍した時代が違い、また二人が同席したこともなかった。その場合、比較を可能にするためのさまざまな視点の移動が必要であった。

このような右半球で行われる視点の移動という問題をつきつめて考えてみると、それは場面や人物の比較といった、すでに構成化されている事象間の関係を取り扱うようなこころの理論課題だけでなく、問題解決の事態のような未構成の事象にまで当てはまるものであることに気づくのである。次に紹介する研究は、こころの理論課題として提起されたものではないのだが、右前頭葉のはたらきと視点の移動の関係を示唆すると思われるものである。それはニューマンとジャストら[12]が、プラニングの形成と遂行に関わる脳的な基礎を明らかにする目的で、大学生が「ロンドン塔課題」を解決するときの特徴をｆＭＲＩで検討した研究である。

このロンドン塔課題は、三個の違った模様のボール球を一つずつ動かし、目的とする模様をつくるための回数を競うものである。課題の難易度と左右の背外側前頭前野および頭頂葉との関連を分析した結果、右前頭前野はプランの生成に、左前頭前野はプランの遂行により深く関連するが、また同時に右上頭頂領域は注意の過程と、左上頭頂領域は心的イマジェリーの産出のような視空間的作業空間とより深く関連していると想定できる結果だった。たとえば右背外側前頭前野での活性化は、リーディングスパンを指標としたワーキングメモリの個人差と高い相関があり、この部位がプランの生成と関係するという想定の根拠の一つとなっている。また上頭頂領域と前頭前野のあいだの機能的結合度は、課題が困難になるにつれて右前頭前野では直線的に増大するが、左前頭前野ではそのような傾向は認められず、また上頭頂領域との機能的結合度は左前頭前野のほうが強いというように、機能的結合性の左右前頭前野での違いが明らかになった。ここでいう機能的結合度については、自閉症と脳のはたらきとの関係を検討する際に詳しく述べるが、要するに脳の離れた場所が、はたらきのうえで（機能的に）結びついているかどうかを示す指標のことである。

ここで右背外側前頭前野が関わったプランの生成について考えてみたい。プランの生成とは、課題を解くために視点をあちこちに移動させている事態である。視点の移動という点でこころの理論課題と共通点をもっている。言い換えるならば、プランの生成という観点から、こころの理論の問題も、第五章の知能研究も、同じ舞台に登場させることができるのではないかということである。かつてこ

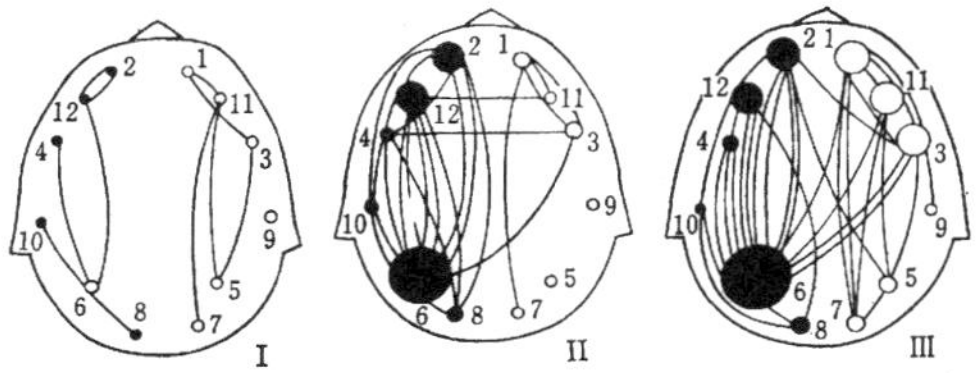

図36　1歳から1歳3カ月の幼児に、Ｉ：知らないことば、Ⅱ：知っていることば、Ⅲ：幼児の名前を聞かせたときの脳相関図

の右前頭葉はまた、この章でこれまで説明してきたように、自己の主体的側面と客体的な側面の統合と関わりがあった。それではこれらを統一的に理解するキーワードは何かというと、すべてが定位・探索的反応と関わっているということである。第五章の知能研究で紹介したスペアマンのいうエダクティブのはたらきである「乱雑のなかから意味を引き出す能力」の基礎がこの定位・探索反応にあると考えてもよいだろう。

ここでいう定位・探索反応は、進化的には新奇な対象に対しての逃避か攻撃かの素早い行動を支えてきたものであり、進化の過程で定位活動から探索活動へと変化してきたものである。パブロフのいう「一体これは何だ」反射といわれる対象に体を定位する反射から、対象の性質をさらに探索する、より複雑な反応への道筋である。探索活動によって対象の性質は次第に明らかになり、対処していくための方略が生まれてくる。ゴールドバーグのことばを借りるならば、人では進化の圧力を受けて右半球は新奇性に、左半球は慣例（ルーチン）に対応するようなシステムが出来上がってきた。幼児がこころの理論をもつようになるには、新奇性とルーチンの二つの軸のあいだの何度ものこころの往復が必要だったろう。胎児はすでに、定位・探索行動を通して母親とのあいだのこころの交流をもっていた。出生後母親とのあいだの愛着関係のなかで母子分離が生じてきて、母親から独立した子ども独自のこころが成長してきた。このような左右の半球の関係を知的な水準で問題にするならば、ジャストらの研究でいうプランの生成と遂行ということであろうし、また流動性知能と結晶性知能の関係ということになるだろう。

このような定位・探索反応の役割を理解するうえで有用だと考えられるのが図36である。この図は、ロシアの生理学者のフリズマンが一九七三年に発表した古い研究を紹介した本[13]からのものだが、これから述べるようにさまざまなことを物語ってくれる優れたものである。この図はまず、キーナンらの研究がどのような事態を意味していたのかを明らかにしてくれるだろうし、また次項で述べる自閉症で問題となる脳の結合性とは何かを理解するうえで重要である。この図は脳波を使っているという点ではfMRIとは測定の原理は違っているが、それでも十分な内容を備えている。この図は脳波の相関図といって、ある一定の時間のあいだにみられた脳波の波形が時系列的に同期して起きる程度をあらわしたものである。離れた領域のあいだに脳波の同期がみられた場合、はたらきのうえで（機能的に）結合していると考え、そのあいだを線でもって結んである。白丸（右半球）や黒丸（左半球）の大きさは他の領域との結びつきの量をあらわし、たとえば二重の結びつきがあればそれだけ丸は大きく描かれている。丸と丸を結ぶ線の長さが結合の距離と考えてよい。図の左のⅠの「知らないことば」を聞かせたときには、ごくわずかな半球内の結合があるだけで半球間の結合はない。子どもの知らないことばを聞かせた場合なので、脳はほとんどばらばらに反応しているだけである。真ん中のⅡは子どもの「知っていることば」を聞かせた場合の相関図だが、半球間結合はほとんどなく、左半球後方のウェルニッケの言語野を中心とした左半球間の結合となっている。ことばの意味を知るということは、当然のことながら受容言語の野であるウェルニッケの言語野が活動するわけだが、この図ではその活動を他の領域との結びつきの強さの程度としてあらわされていることに注目してほしい。

ウェルニッケの言語野の活動は、表出言語の野であるブローカの言語野（上から二番目の黒丸）だけでなく、左前頭前野とも同期している。これは重要なことであって、ある単語を理解するということが、単に受容の中枢のはたらきだけによって可能なのではなく、ウェルニッケの言語野に同時的に総合されている知識体系がはたらくためには、それを系列的に展開し（前頭前野）、こころのなかで発声する（ブローカの言語野）という一連の操作が必要だということを示唆する図と考えてよいだろう。

図で最も注目されるのは右のⅢの、自分の名前を呼ばれた場合の相関図である。これはキーナンらのいうセルフ・アウェアネスの事態で、顔ではなく声に対するセルフ・アウェアネスが問題となる。自分の名前が呼びかけられると、それは情動反応とともに定位・探索反応を引き起こす。自分の名前は母親との愛着関係のなかで存在していたからである。自分の名前の呼びかけは、自分に新たに、何かを与えてくれるきっかけとなるものであった。定位・探索活動の生起はこのような経験と結びついている。名前の呼びかけは当然、Ⅱの場合と同様なウェルニッケの言語野とブローカの言語野、そして前頭前野のあいだの結合をもたらす。またそれと同時に、図にあるように右半球の前頭葉領域とウェルニッケの言語野のあいだに、半球間の連絡路が形成される。主観的にいえば、呼ばれた名前のなかである名前が自分の名前であることに気づくのは、この半球間の結びつきによるものと考えられる。しかしこの図からは、こころの理論が形成されたもう少し高い年齢の幼児で、自分の名前を呼ばれたときの脳波の相関図がどのようになるのかは明らかではない。

自閉症にみられる脳のあいだの結合とこころの理論

こころの理論と脳のはたらきの関係を検討していくためには、自閉症についての研究は重要である。一九八五年にバロン＝コーエン、レスリー、ウタ・フリスは、「自閉症児はこころの理論をもっているか？」という論文を発表した。その後バロン＝コーエンは一九九五年に『自閉症とマインド・ブラインドネス』と題した本を出版し、自閉症はこころの理論をもっていないという論を発展させている[14]。バロン＝コーエンらの考えの基本には、男性にはなぜ自閉症が多いのかという疑問を解決することが、自閉症の理解にもつながるのだという信念があるように思える。その信念が「自閉症＝極端な男性脳説」となってあらわれ、この説を証拠づける質問紙水準での証拠がすでに紹介したシステム化と共感性についての質問紙による結果であり、脳の水準での証拠が彼ら自身も実際に行っている脳研究からの結果である。

フィールライトとバロン＝コーエンら[15]は小脳、白質、脳梁、脳の大きさ、扁桃核などの性差に関する検討を行った結果として、男性の脳は、局所的な結合は増大しているが半球間（あるいは長距離）の結合性が減少しているのが特徴的であるとし結論づけている。これに対して女性の脳では、言語と結びついた活性化が男性に比べて両側性であり、また長距離の結合性がより多いことが示唆されるという。彼らはまた、自閉症の脳の神経結合性の特徴は、局所的な結合と長距離の結合のあいだのバランスがゆがんでいるという、典型的な男性脳で起きていると考えられる事態を誇張したようなものだと考えている。また共感性は、多種の神経系からの情報を統合するような領域を活性化するので、男性脳にみられるこのような結合性の違いは共感性の欠損を生じさせることになる。自閉症にみられるゆがんだ結合性に関する知見はまた、強いシステム化の考えと一致している。システム化とはシステムのそれぞれの部分を理解するために、局所的情報に対する狭い注意の集中を含んでいるからだとする。

ここで脳の結合性についてコメントしておくと、それは図36で示したように、脳のさまざまな部位がどのようにして相互に関連しあいながらはたらいているかという部位間の関連性の強さのことである。それには結合が過剰な場合、あるいは結合が欠損している場合、または神経集合内の局所的結合性あるいは機能的な脳の領域間の長距離の結合を意味する場合があるというように、さまざまな意味で使われている(16)。

いずれにせよ、バロン＝コーエンらが自閉症論を展開するなかで、脳の結合性を問題にしたのは理解できることである。しかし問題はそこから一足飛びに「男性の脳の極端な形＝自閉症」とした点にあり、この発想は神経心理学的観点から多くの研究者がこれまでに議論してきた男性の脳の特徴を示すものではない。前の章で取り上げたマザーらの研究が示唆する、男女間でみられる局所的結合性の違いは、男女の脳に本来的に存在する脳の構造的・機能的な違いではなく、課題に対処する際の行動が定位的か収斂的かという、行動における男女差を反映しているとむしろ考えるべきである。つまり男性脳の特徴が自閉症と関係しているのではなくて、自閉症が環境との関係のなかで示すその行動のあり方が脳の結合性の特徴のなかにあらわれてくると考えるべきなのである。

ジャストら[17]は、自閉症の脳活動は皮質間の結合が低いという、自閉症＝低結合性説を次の方法で実証しようとした。複雑な認知処理の遂行のためには、空間的に離れた中枢が長距離の皮質ネットワークを作り、それらが広く協力してはたらき合わなければならないが、その姿がｆＭＲＩの同期化の特徴にあらわれてくるのではないかと考えたわけである。高機能自閉症成人では、言語知能指数と年齢で同等な統制群に比べると、文章理解の課題を遂行時のウェルニッケの言語中枢の活性化が強いが、ブローカの言語中枢の活性化は弱かった。高機能自閉症群では文を構成する個々の語の処理に注意を集中し（ウェルニッケの言語中枢）、意味論的、統語論的、ワーキングメモリ的過程が関係するブローカの言語中枢のはたらきが弱かったためだとしている。さらには、課題解決に関与している皮質領域間の活性化の同期化の程度、つまり時系列上での変化の相関は、高機能自閉症者のほうが統制群よりも低かった。このような結果から、自閉症における言語障害の脳的基礎は、言語処理に関わる大規模な皮質ネットワークでの情報の統合と同期化が低下していたものと推定している。

コシノとジャストら[18]は、高機能自閉症成人と知能指数および言語ＩＱと年齢で同等な統制群を使ってワーキングメモリについてのｆＭＲＩ研究を行っている。アルファベット一文字が一定時間ごとに視覚的に提示されて、その文字が二文字前と同じか違うかの異同判断をするという2－ｂａｃｋ課題である。ワーキングメモリの成績には両群間に違いはなかったが、ｆＭＲＩからは統制群は言語コード（左半球）を、そして高機能自閉症群は視覚的コード（右半球）を使用していることが示唆された。統制群では左前頭葉と左頭頂葉、高機能自閉症群では右前頭葉と右頭頂葉との結合性は高いが、全般的には高機能自閉症の結合性は低く、特に半球間の連絡の悪さが認められた。

ジャストら[19]はまた、高機能自閉症者と、知能指数、年齢、性で同等な統制群を使って、ロンドン塔課題（前出）遂行時のｆＭＲＩを検討した。課題遂行時の活性化の領域とその程度には違いはなかったが、①高機能自閉症群では前頭領域と頭頂領域間の同期化の程度（機能的結合性すなわち活性化の時系列での相関）は低い。②左右両側で活性化された皮質領域の多くが交流するために使われる脳梁の関連領域の横断面は高機能自閉症で小さく、③高機能自閉症群内では脳梁の膝状湾曲部の大きさは、前頭－頭頂領域の機能的結合性と関連していたが、統制群ではこのような関係はみられなかった。

このようにジャストらの研究からは、自閉症では文章理解の際には意味的にとらえるというよりはむしろ、個々の語に注意を集中し、課題解決に必要な皮質間のネットワークが悪い。またそのネットワークは脳の構造に依存している。文字を文字コードとしてとらえるのではなくて、視覚コードとしてとらえていることなどが明らかになっている。

グリフィンら[20]は、これまでの多くの研究を総括し、こころの理論の欠如あるいは障害のある高機能自閉症／アスペルガー症候群と右半球損傷者は、皮肉の産出と理解、ユーモアの産出と理解、情動の知覚と表出、韻律の産出と理解、言語と画像の情報から推測したりまとめ上げたりすることで障害があり、また異常な社会的行動を示すことが明らかにされていることから、両者の総体的徴候に驚くべき類似点が明らかにされてきたとしている。第四章で情動と左右半球の関係について述べた際に、右半球損傷と視覚的文脈の理解の障害について触れた。そこで問題にしたのは、視点を移動させることの困難性についてであった。グリフィンらのまとめの多くは、視点の移動の障害という観点から理解できるところである。

また第四章で取り上げた接近‐離脱行動あるいは定位‐収斂的行動と左右半球の関係からみると右半球の損傷は、対象に対する右半球による定位的行動の障害をもたらし、対象は離脱すべきものではなく、接近すべき性質のものだという認知的判断に障害が生じることが予想される。その結果として異常な離脱的行動としての自閉、あるいは特定の対象に対する異常な接近的行動としての固執があらわれてくるのだろう。

まとめ

こころのはたらきは脳のはたらきを反映している。反映しているということは、こころのはたらきが脳のはたらきと同一だということを意味しているのではなくて、こころのはたらきの基本的な形が脳のはたらきに規定されているということである。その典型的なあらわれが、自閉症における脳研究の成果のなかに示されている。ブレインのリーディングを通してマインドのリーディングをめざそうというのがこの章の趣旨であった。

ブレインリーディングを考えるうえで重要なのは、大脳半球のさまざまな領域間の結合である。ルリア[21]はすでに次のように述べている。「人の高次な心理的過程を皮質の限られた領域に局在させるのではなく、脳の共同してはたらいているゾーンのどのグループが、複雑な心的活動の遂行に責任を持っているのか注意深く分析して確かめること、複雑な機能系に対してこれらのゾーンのそれぞれによるどのような貢献がなされているか、そして複雑な心的活動を遂行するなかで、これらの共同してはたらいている脳の部位の間の関係が、発達のさまざまな段階でどのように変化するか、これらが我々の基本的課題である」。

●「定位と収斂」という観点から

本章では視点の移動がこころを読むこと、つまりマインドリーディングにとって重要であることを指摘してきた。視点の移動は定位的活動が、本来の防御的なものから探索的なものへと変化することによってもたらされてくる。視点の移動はさらには、自分の視点と他者の視点とを共有させることによって大きな変化を遂げる。そのことが可能になるためには前頭葉、とりわけ前頭葉の前部である前頭前野の発達、そしてそこを中心とした脳の結合性と可塑性の増大が必要であった。このような脳のはたらきを基礎にして、定位‐収斂のシステムは発達していくものと考えられる。情動と認知の統合の上に成り立っている「こころの理論」はこのようにして、定位‐収斂のシステムと密接に関わっているのである。こころが読めるということ、パースペクティブ・テイキングの成立は、自分に対する定位と他者に対する定位とが等価であり、同時に交換可能だということの理解によって可能となる。次のエピローグでは、これらのことをまとめてみたい。

エピローグ　こころの統一をめざして

　これまでさまざまな観点から、こころは二つの相互に関連しあいながら対立しあうようにみえるはたらきによって分けることができると同時に、両者は一つのこころという世界に統一されるのではないかということを述べてきた。しかしまだ、こころとはどのように定義されたものなのか、このことについては述べてこなかった。そもそも科学がさらに発展すれば、将来はこころのすべてが脳のはたらきで説明可能でありコントロール可能なのか、あるいはこころには脳には還元できない何かがあるのかという、脳とこころの関係を考えるうえでの基本的問題については述べてこなかった[1]。

　ルリア[2]は「エリ・エヌ・ヴィゴツキーが認めたように、大脳の直接的な機能として、心理にアプローチし、その源泉を大脳のなかに求める試みは、心理を精神（原語はдyk=spiritで「たましい」の意味：筆者注）の存在形式だとみなす試みと同じように絶望的である。……人間の高次な心理諸機能を因果的に説明するためには、有機体の域を超え、その源泉を、精神（たましいの意：筆者注）の奥底にでもなく、また、大脳の特殊性にでもなく、人間性の社会的歴史に求める必要がある」としている。

　また、カナダの心理学者ヘッブ[3]は「心とは、行動（すなわち、純粋な反射行動を除いた人間の行動の大部分の側面、ただしこの時点では他の高等動物に心があるか否かについてとやかく問題にはしない）

を制御しているところのなにかである。そしてまた大ざっぱにいうと、この制御を行っているなにかに関して、二つの構想が存在している。その一つは、心を霊的ないし非物質的なものとする構想であり、もう一つは、心を脳の物質的な活動とする構想である。……すなわちそれ（二元論：筆者注）は、——少なくとも現在のところでは——、人間理解に対する科学的アプローチにとって、邪魔なものである。……これにかわるもう一つの構想が一元論である。それは、心と物質が基本的には異なるものではなく、むしろ同一事物の異なった形式であるという構想である」とみなしている。

アメリカの神経学者ダマシオ[4]は「（1）人間の脳と身体は分かつことのできない一個の有機体を構成している。……（2）有機体は一個の総体として環境と相互作用している。つまり、その相互作用は身体だけのものでもないし、脳だけのものでもない。（3）われわれが心と呼んでいる生理学的作用は構造的、機能的効果から生み出されているのであって、脳からだけではない。つまり、心的現象は環境中で相互作用している有機体という文脈においてのみ、完全に理解可能になる。環境は部分的には有機体の活動そのものの産物であり、このことは、われわれが考慮に入れなければならない相互作用がいかに複雑であるかを物語っている」と明確に指摘している。

本書の立場はこれら三名の立場と全く一致している。多少コメントを加えるならば、ルリアのいう「人間性の歴史的社会（性）」とは、左半球に特徴的な、収斂された体系としての言語体系が、歴史的社会的に形成されたものであることを指し示しているとして解釈できるものであり、それは本書の最初に述べた言語相対性仮説といった形で表現されたりしているものである。それでは右半球の定位的体系はどうかというと、スペアマンのいう「乱雑のなかから意味を引き出す能力」、あるいはキャッテルのいう「カルチャーフェア」ということばから、歴史的社会的規定性はないように思われるが、言語的知識体系に収斂されてはじめて意味を引き出すことが可能になることを考えると、これまたカルチャーフェアではあり得ないことになる。

情動は、人が喰うか喰われるかという過酷な環境と対決するなかで生まれてきた。離脱か接近かを対象への定位による反応によって決定するが、決定がうまくいくかどうかによって、主として自律神経系で行われる内的な反応は異なってくる。対象とこの内的反応との対応づけによる一定の収斂的結果は、人に備わっている脳内制御機構の発達を促し、一定の評価を与える。これが情動のはじまりである。情動を通しての環境に対する評価は、評価機構を情動から相対的に分離させ、独自の発達を可能にした。これが認知機構の発達の姿である。

パブロフが条件反射の研究で明らかにしたように、人は生得的に備わっている無条件反射でもって、まず外界に応答する。この応答の仕方のなかに、脳内制御機構の原初的な形態を知ることができるのである。脳内制御機構が生得的に存在していることの証拠として、胎児がすでに音楽やことばの音調を認識し、新生児が表情の模倣をしたり、母親の声を好み、母親の声のイントネーションでその感情を見分けたり、さらには聞いた言語の違いが音声として表現されていることを本書のなかですでに述べておいた。環境のなかでのさまざまな経験のなかから、さまざまな形の条件反射が形成されていく。どのような対象には接近し、どのような対象からは離脱したらよいかが学習される。経験を通していかに対象が弁別されていくかについてのその過程を、条件反射の分化実験は示してくれている。ここでいう対象の弁別の発達の姿が、認知機構の発達の姿でもある。

この脳内制御機構は、自分が行った接近的あるいは離脱的行動がどのような効果を自分に与えたか、それを確認することによってさらに発達していくと考えられる。それを支える機構として、古くはロシアの生理学者のアノーヒンが「行為認容器」と呼び[5]、ルリアが前頭葉内側部に位置づけたそのはたらきと密接に関係している[6]。ルリアは前頭葉内側部が、精神過程を意識的に選択的に調整するはたらきにとって重要であるとしたが、最近の研究では左右の腹内側前頭前野はこころの理論と[7]、そして右腹内側前頭前野は意思決定[8]、あるいは衝動のコントロール[9]において大きな役割を果たしていることで知られている。

他方、外側前頭前野は、ルリアが運動や行為をまとめ上げるはたらきであるとした部位であるが、本書では知能検査で測定されるような知的行為と関連づけて議論してきた部位である。そしてこの部位は、ジェレミー・グレイが情動と認知的コントロールが統合されると考えた領域であり、また右外側前頭前野は、こころの理論とセルフ・パースペクティブのはたらきが交互作用するボゲリーらが考えた領域である。さらには、右外側前頭前野はプランの生成に、左外側前頭前野はプランの遂行により深く関連しているとニューマンとジャストらが考えた領域でもある。

第三の眼窩前頭前野は、情動の処理と記憶で重要な役割をもっている扁桃体と辺縁系を含んだ古皮質の一定部分の構造と結びついている。ルリアはこの部位の損傷によって感情の抑制が全般的になくなり変化するが、それが精神過程に広範囲に影響することを指摘していた。感情の抑制がなくなると精神過程の抑制もきかなくなり、自制のなさ、荒々しい情動的な爆発、性格の大まかな変化が生じる。また統制のきかない衝動性やばらばらの行動が出現し、計画され組織化された知的活動があらわれなくなるというようにその影響は幅広い。本書でもこれまで、眼窩前頭前野が情動やこころの理論を理解するうえで果たす役割について述べてきたが、最近注目されているのは、この領域がセルフモニタリングと情動−認知の交互作用の両者を統合するという社会行動と関係し、[10]賞や罰という強化システムを通して人の快不快感情をコントロールしているとする主張である。[11]その影響は「うまみ」(umami)を感知する能力にまで及ぶという。

このようにして外側前頭前野は、前運動野が運動野に具体的な運動情報を送るための前段階として存在している。つまりある行為を意図し、意図に沿ったプログラムを作成するという役割を担っている。他方、内側前頭前野は、この外側前頭前野の意図やプログラミングをモニターし、それを受け入れるかどうかを決定することになる。両者の関係に情動を通して彩りを与えるのが、眼窩前頭前野のはたらきである。このまとめが図37に示されている。

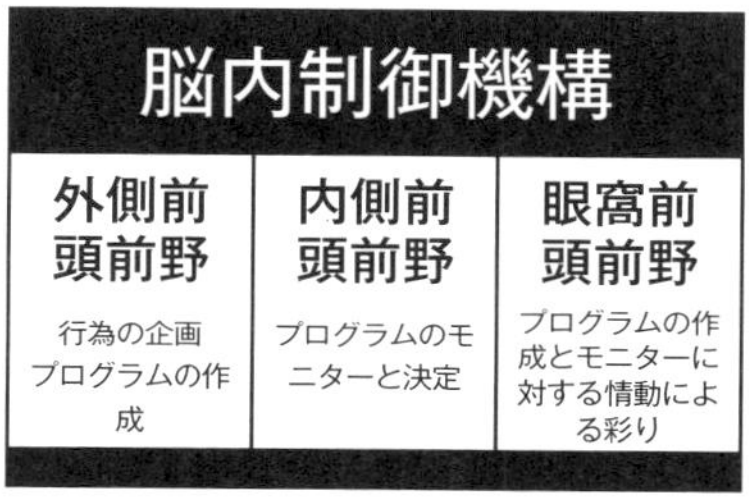

脳内制御機構		
外側前頭前野	内側前頭前野	眼窩前頭前野
行為の企画 プログラムの作成	プログラムのモニターと決定	プログラムの作成とモニターに対する情動による彩り

図37　前頭前野における脳内制御機構の概要

この脳内制御機構モデルと、定位−収斂的反応、離脱−接近的反応とをどのように関係づけたらよいのだろうか。かつてフロイト[12]は彼のいう知覚・意識体系は外界と心的装置の内部の境界にあって、前者からは刺激の知覚を、後者からは快不快の感覚を受け取ると考えた。フロイトはこの知覚・意識体系を「外界に触れてみてはいつも引っ込む触角」のようなものだと考え、かつては外界と直接交渉をしていた、いまでは心的装置の内部に引っ込んでしまった前意識・無意識体系に比べると、「外界からわずかの見本を取り寄せ、ごく少量でそれを試験してみるだけ」「外的刺激のごく少量を加工するにすぎない」とした。脳内制御機構はフロイトのいう知覚・意識体系をコントロールする役割を担っていると考えられるが、そのなかで情動とのあいだの交渉を主に引き受けるのが眼窩前頭前野である。しかしそこで引き受ける快不快の感覚とは何よりもまず、生存のための行動から派生したものであって、フロイトのいう性的衝動は、生存が確保されてからはじめて発現が許され可能となるものであった。とはいっても、フロイトが想定した、触角にも似た知覚・意識体系のはたらき方についての記述は、高次化された定位－収斂的反応あるいは離脱－接近的反応の特徴を見事に表現しているように思える。

離脱は withdrawal の訳語で、「引っ込む（引き込める）」「撤退（撤回）」のほかに、「（預金を）引き出す」といった意味がある。接近の対語として普通考えられる回避（avoidance）と違うのは、引っ込む、撤退するという行動に加えて、その行動によって何かを引き出すという役割が加わっている。離脱的な行動には普通、「怖い」「不安だ」といったネガティブな情動を伴うが、この種の情動には将来に備えるという積極的な意味合いが含まれている。接近は approach を訳したことばで、「取り組む」「はたらきかける」という意味が含まれている。つまり離脱によって接近が可能であることが確かめられると、外界の取り入れに取り組むわけである。離脱が終われば接近がずっと続くわけではなく、接近した結果うまくいかなければまた離脱して将来の新たな接近に備える。内側前頭前野でのチェック確認機能がそれである。

定位的反応についても同様の位置づけをすることができるだろう。定位反射とは新奇刺激に対する一種の防御反射だと考えることができる。「これは何だ」反射は新奇刺激に対する接近反応だと考える人がいるかもしれないがそうではなく、まず防御してそれから害はなくむしろ益があるとわかれば接近するのである。つまり離脱的行動が接近的行動へと転化するのと同様に、定位的反応は対象に接近し定位探索した結果、ある行動へと収斂するわけである。

このような定位‐収斂的反応あるいは離脱‐接近的反応図式は、知能検査で測定される知的行動にもあるいは性格検査によって測定される情意的行動にも当てはまる。知能検査で流動的推理と結晶性知能を取り上げたが、流動的推理課題として典型的なマトリックス課題というものは、身構えるといった一種の定位的防御反射がまずあり、引き下がった形で問題を眺めなければうまくいかない。はじめから接近的・収斂的な行動があるはずがない。しかしこの探索的な防御反応というものは、これまでの経験で培われた収斂的行動の宝庫から知識を借りながらはたらいていくといったように、両者は相互交流の関係にある。性格検査では外向性‐内向性の次元を取り上げたが、それは結局、「衝動性‐不安」のどちらに収斂するかという、定位的反応の違いとして位置づけることができるものであった。

知能や性格がこのように接近‐離脱、あるいは収斂‐定位という軸の上に置くことができるとすれば、当該の知能や性格がこの軸の上にうまく乗っているかどうかがまず問題になるが、それと同時に個人のなかでどちらの軸をよく使うのか、あるいはどちらの軸のはたらきが優勢なのかという個人差の存在が考えられる。知的機能についての個人差である認知スタイルを、左右の大脳半球のはたらきの違いに求めた一連の私の研究を紹介した。腕組みや指組みが身体の片側の優位性と関係していると考え、身体の優位性と大脳半球の優位性を結びつけたわけである。接近－離脱、あるいは収斂－定位という軸と関係づけた解釈を付け加えるならば、それはどちらの方法をとることが個人にとって有利だったかという、性別を超えた方略であったろうし、男女差について述べるならば、それは進化の過程のなかで示されてきた男女の役割分担の歴史的文化的変遷と結びつけることも可能であろう。そこからは女性は右半身が、男性は左半身が相対的に優位していて、そのことが女性の左半球優位性、男性の右半球優位性という特徴につながっていくという構想が生まれてくるだろう。

ところでこれまで、脳とこころのはたらきの関係についての話をする際に、たとえば脳のある領域のfMRIが活性化されたとか、脳波のアルファパワーが高まったといった表現を使ってきた。それ以外の領域はどうしていたのだろうか。脳は全体としてははたらいているのであって、表面にあらわれていないほかの領域も表面にあらわれた領域の活動に参加しているのである。パブロフは、大脳皮質では興奮と抑制の状態が周囲に広がっていったり（拡延）、あるいはある地点に集中したりする（集中）といった活動を、時空間的にダイナミックに行っているという、「質的にも量的にもさまざまの緊張をもつ興奮と抑制状態の点がまざりあった、巨大なモザイクである」と考えていた[11]。つまりfMRIの活性化とは興奮の集中点、脳波のアルファパワーとは抑制が集中している領域をあらわし、脳の結合性とはある地点での興奮や抑制の状態がどこまで拡延していき、相互関係を結んでいったかという力動性をあらわしているわけである。

このことを理解すると、こころを読むということ、人のこころを理解すること、いわゆるこころの理論といわれている課題でこころを理解するという行為は、離脱・定位から始まり、接近・収斂へと至り完結するという経緯をとるわけだが、右前頭前野の関与はその開始点を示したものであって、こころの理解＝右前頭前野ではないことが納得できるのではないだろうか。自閉症での脳の結合性の低さは、開始点から終着点へたどり着くことへの困難さを物語っているといえよう。

こころは二つの、一つの軸の対極にある、あるいは別々の軸上にあるこころの成分ともいうべきものが、その矛盾を乗り越えた一つの世界に統一され姿をあらわしてくる。ブルーナーがいうように、左手の力で人々はこころをふるい起こさせ、右手で完成させる。一方がなければ他方は成り立たない。しかし両者の関係にはさまざまな形がある。ふるい起こさせようにもその力を失ってしまった人、もしその原因が、大きな災害のような人の力ではどうしようもない外的要因であった場合には、周囲からの間接的なサポートが大きな力になるであろう。それはすぐさまこころをふるい起こさせようとするのではなく、こころにしばらくの休息を与え、ふたたびふるい起こすことができるようにするためのエネルギーを蓄えるためのはたらきかけでなければならない。第一ブロックのエネルギーのシステムの回復を待つわけである。

また周囲の環境のなかでの自分の置かれている状況の位置づけを見誤ったことからくる、不安や落ち込みがあるだろう。いわば右の世界から左の世界への移行がうまくいっていないのである。ここでは脳内制御機構のチェック機能が問題になるだろう。このような場合には周囲の人たちは、当事者が自分の認知の誤りに気づき、自分でこころをふるい起こすことができるようにとサポートする立場にあることが望ましい。

自分のこころを理解するのは難しいが、それ以上に他の人のこころを理解するのは難しいものである。しかしこころの理論が人間関係のなかではじめて成立するものであることからもわかるように、人が社会的存在であり、それではじめて人間になれるのだということを忘れてはならない。

あとがき

この本はいろいろなことがきっかけとなって生まれた。そのきっかけの第一は、昨年、日本心理学会編集『心理学ワールド』の巻頭言を書くように求められて考えたことからであった。そこで私がいちばん問題にしたかったことは、いま心理学にいちばん求められているものは何かということである。この問いに対する答えはさまざまあるだろう。しかしあれこれ考えた末の私の結論は、心理学ではいま、パラダイムのシフトが求められているのではないかということであった。それは、「知と情の統一的理解」を可能にするパラダイムシフトであると考えた。このようなアイディアを考えるうえで大いに参考になったのは、ヒトを含めた脊椎動物の左右の身体が、環境に対する対処の仕方で示す違った役割をもっているという、マクネーレージらが提起したアイディアとその証拠であった。私がそこから導き出したのは、身を守るか攻めるかという緊急的な対処行動のなかから知と情が誕生したという考えである。

第二のきっかけは、『応用心理学研究』の総説論文、「応用心理学研究の課題と展望」を執筆するなかで考えたことである。心理学のさまざまな領域での研究方法を振り返るなかで、これまで対立的にとらえられてきた研究法というものは、実はこころのあらわれ方の違いがそこで問題になるのであって、違いを統一的にとらえる方法があるはずだといった確信をもつようになってきたのである。この確信は、左右の大脳半球のはたらきの違いをもとにして、認知の型を考えようとする長年の私の研究テーマとその成果から強化されたものである。認知の型つまり利き脳が二つあるとしても、それは大脳半球のはたらきを反映したこころのはたらきの違った側面のあらわれであって、そのもととなる世界は一つであるという考えである。

このような考えは『教育心理学年報』の展望論文、「脳とこころ」を執筆するなかでさらに確かめられていった。こころのはたらきの基本的な形は、脳のはたらきのなかにあらわれてくるが、その具体的なすがたを、「こころの理論」の脳科学的な基礎を見ようとする研究のなかにこの論文では求めたわけである。こころの理論をもつということが、なぜ右半球と関連づけられることが多いのか、また脳内部での結合性の問題がなぜ自閉症と関係づけられて議論されているのかを取り上げて議論した。さらに、マクネーレージらによる緊急反応と慣例行動、あるいはゴールドバーグの新奇性と慣例のシステムという考えを紹介し、進化という観点から人のこころのあり方について考えていく必要性をまとめとして述べておいた。これらの考えは本書のエピローグに、もう一度まとめ直した形で再現されている。

この本を書くうえで重要なものは、この本の肉付けとなる具体的な内容に関する事柄である。性格の類型に関する章や知能研究に関する章の内容は、大学での講義の準備のなかから生まれてきた。学生や院生のためにわかりやすい、また自分で納得のいく授業をやろうと準備していくなかから出てきた疑問を、追究する過程で生み出された問題であった。特にモーズレイ性格検査の問題点、あるいは

ＷＩＳＣとＫ－ＡＢＣの共通点と違いについては、テストを実施し、結果をまとめていくなかから出てきた疑問から出発したものである。認知と感情の関係、そしてこころの理論についての関心と深まりも、授業やゼミのなかから出てきた事柄が多い。また私が長年行ってきた利き脳に関する研究を、この本がめざしている新しい視点のもとに組み込むことができたように思っている。

このようなきっかけや積み重ねを契機にこの本の執筆は始まったわけだが、書いているうちに次から次へと疑問が出てきて、インターネットを通して、特に外国の文献に数多く当たることとなった。この本に出てくる文献はこのようにして得ることができたものが大部分である。また私が昔からもっていた古い外国の専門書も、今回初めてその内容を紹介することを通してやっと日の目を見ることができた。

このようなわけでこの本も日の目を見ることとなったわけだが、その内容が果たして私が意図したとおりのものだったかについては、皆さんのご批判を待ちたいと思っている。

最後になったが新曜社第一編集部の森光佑有氏には原稿を精査していただくなど大変お世話になった。この場を借りてお礼を申しあげたい。

二〇一二年　八月

坂野　登

新曜社刊

ミラーニューロンと〈心の理論〉
子安増生・大平英樹 編
A5判240頁
本体2600円

ワーキングメモリの限界への挑戦
オーバーフローする脳
T・クリングバーグ
苧阪直行 訳
A5判258頁
本体2600円

脳から社会をみる
社会脳シリーズ第1巻 社会脳科学の展望
苧阪直行 編
四六判272頁
本体2800円

人文社会科学における学問融合をめざして
学融とモード論の心理学
サトウタツヤ
A5判320頁
本体3300円

ワードマップ 認知哲学
心と脳のエピステモロジー
山口裕之
四六判288頁
本体2800円

アクラシアと自己欺瞞
非合理性の哲学
浅野光紀
四六判402頁
本体3800円

心理言語学の世界を探検する
言語とこころ
重野純 編
A5判288頁
本体2800円

血液型性格判断に別れを告げよう
性格を科学する心理学のはなし
小塩真司
四六判196頁
本体2200円

進化と発達にさぐる微笑の起源
ヒトはなぜほほえむのか
川上清文・高井清子・川上文人
四六判180頁
本体1600円

運動・知覚・認知
乳幼児の発達
ジャック・ヴォークレール
明和政子 監訳／鈴木光太郎 訳
A5判320頁
本体2800円

＊表示価格は消費税を含みません。

著者紹介

坂野　登（さかの　のぼる）

京都大学名誉教授。

1957年，京都大学文学部哲学科心理学専攻卒業。

1962年，京都大学大学院博士課程単位修了。文学博士。

ライプチッヒ大学医学部研究助手，同大学心理学研究所ブント記念講座客員教授，京都大学教育学部助教授・教授，神戸親和女子大学教授，名古屋女子大学教授などを歴任。専門は教育神経心理学。

主要著書
『神経心理学』（編著，新読書社）
『ひとはなぜ指を組むのか』（単著，青木書店）
『こころを育てる脳のしくみ』（単著，青木書店）
『脳と教育』（編著，朝倉書店）
『脳とこころ』（単著，教育心理学年報）

新曜社　二つのこころと一つの世界
心理学と脳科学の新たな視角

初版第1刷発行　2012年9月9日©

著　者　坂野　登
発行者　塩浦　暲
発行所　株式会社 新曜社
101-0051　東京都千代田区神田神保町2-10
電話（03）3264-4973（代）・FAX（03）3239-2958
E-Mail：info@shin-yo-sha.co.jp
URL：http://www.shin-yo-sha.co.jp/

印　刷　新日本印刷
製　本　イマキ製本所

ISBN978-4-7885-1299-3 C3011

付録　脳 各部位の名称

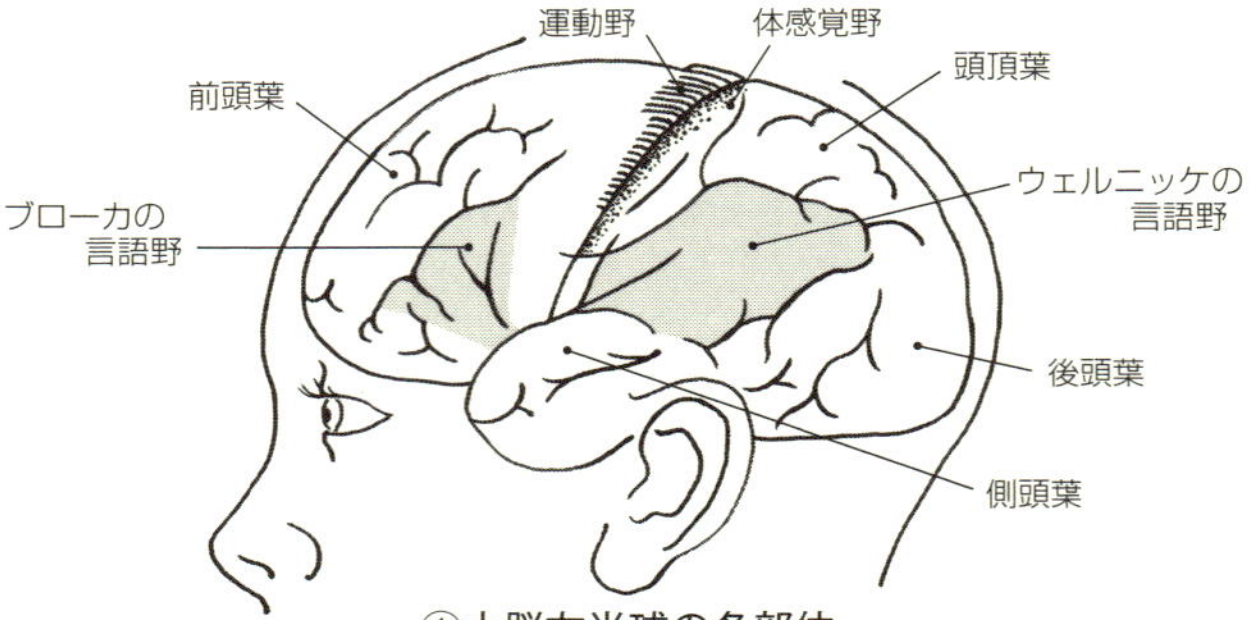

①大脳左半球の各部位

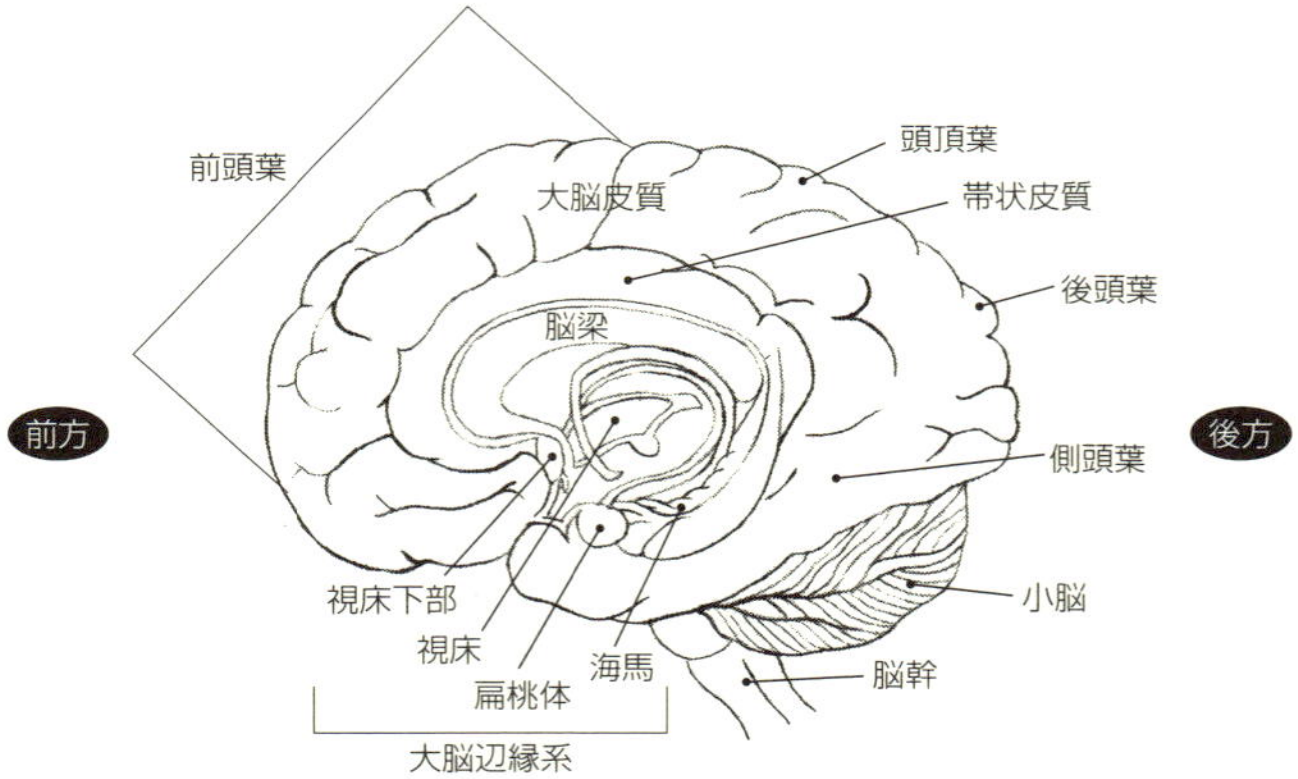

②脳の断面図（大脳皮質は右内側部位を示している）

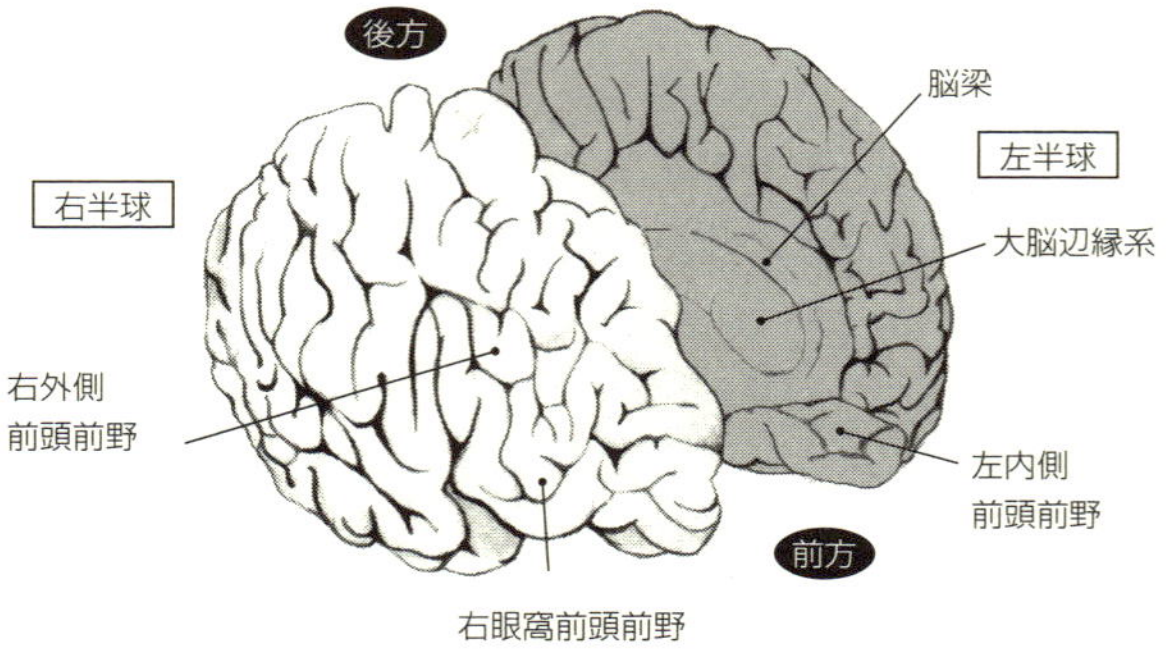

③左右半球を分離した図（203 頁・図 37 に対応）

人名索引

◆な　行

◆は　行

◆ま　行

◆や　行

◆ら　行

事項索引

◆さ　行

◆た　行

◆な　行

◆は　行

◆ま　行

◆や　行

◆ら　行

◆わ　行

文献と注

プロローグ

(1) この研究は、① MacNeilage, P. F., Rogers, L. J. and Vallortigara, G. (2009) Origins of the left and right brain. *Scientific American* (July), 60-67. ② MacNeilage, P. F. (2008) *The origin of speech*. Oxford: Oxford University Press. にあるマクネーレージらの説が有名だが、③ Hopkins W. D (Ed.) (2007) *The evolution of hemispheric specialization in primates. Special Topics in Primatology*, vol 5. American Society of Primatologists. には、マクネーレージの「姿勢起源説」や他の研究者による類人猿における半球特殊化の進化に関する論文が多数掲載されている。

(2) Kinsbourne, M. (1978) Evolution of language in relation to lateral action. In: M. Kinsbourne (Ed.), *Asymmetrical function of the brain*. New York: Cambridge University Press. pp. 553-565.

(3) エルコノン・ゴールドバーグ／沼尻由起子（訳）(2007)『脳を支配する前頭葉：人間らしさをもたらす脳の中枢』講談社

(4) 坂野登 (1995)『ヒトはなぜ指を組むのか：脳とこころのメカニズム』青木書店

(5) J. S. ブルーナー／橋爪貞雄（訳）(1969)『直観・創造・学習』黎明書房　p.7
原著は Jerome Bruner (1962) *On knowing: essays for the left hand*. Cambridge: Harvard University Press. であって、「知ること：左手のためのエッセイ」が原題の忠実な訳である。また引用した部分は The symbolism of the left hand is that of dreamer- the right that of the

practical doer となっていて、左手と右手の部分が逆になっている。

第一章　こころは二つという考えのはじまり

(1) この章で問題とする心理学上の論争については、坂野登（2002）応用心理学研究の方法と対象.『応用心理学研究』*28*, 1-16. に、ディルタイやヴィンデルバントの論争を含めて詳しく述べた。

(2) 村上英治（1974）心理学研究法としての臨床診断. 村上英治（編）『臨床診断（心理学研究法 12)』東大出版会

(3) 荻野恒一（1975）現象学的方法. 八木冕（編）『方法論（心理学研究法 1)』東大出版会

(4) 河合隼雄（1975）精神分析的方法. 八木冕（編）『方法論（心理学研究法 1)』東大出版会

(5) ハ・エス・コシトヤンツ（編）／東大ソヴエト医学研究会（訳）（1962）『パヴロフ選集（上)』合同出版

(6) 伊田行秀・坂野登（1988）思索・芸術家型認知様式質問紙作成の試み.『教育心理学研究』*36*, 51-56.

第二章　性格の類型にみる二つのこころ

(1) ドイツ性格学については、ローラッヘル／宮本忠雄（訳）（1966）『性格学入門』みすず書房を参考にした。

(2) Eysenck, H. J.（1953）*The structure of human personality*. London: Methuen.

(3) 坂野登（1995）『ヒトはなぜ指を組むのか：脳とこころのメカニズム』青木書店；坂野登（2009）『脳バランス力とこころの健康』青木書店

(4) ローラッヘル／宮本忠雄（訳）（1966）『性格学入門』みすず書房

(5) Wilson, G.（1978）Introversion/extroversion. In: H. London and J. E. Exner Jr.（Eds.）, *Dimensions of personality*. New York: John Wiley & Sons. pp. 217-261.

(6) Gray, J. A. (1983) Anxiety, personality and the brain. In: A. Gale and J. Edwards (Eds.), *Individual differences and psychopathology* (Physiological correlates of human behavior, Vol.3). London: Academic Press. pp.31-43.

Gray, J. A. (1987) *The psychology of fear and stress* (2nd ed.). Cambridge: Cambridge University Press.

第三章　脳モデルにみる二つのこころ

(1) 坂野登 (1999)『こころを育てる脳のしくみ：心理学の視点』青木書店

(2) Luria, A. R. (1966) *Higher cortical functions in man*. New York: Basic Books.

(3) Luria, A. R. (1973) *The working brain: An introduction to neuropsychology*. London: Allen Lane The Penguin Press.

第四章　情動と認知を左右する二つの脳

(1) Joseph, R., Gallagher, R. E., Holloway, W. and Kahn, J. (1984) Two brains, one child: Interhemispheric information transfer deficits and confabulatory responding in children aged 4, 7, 10. *Cortex, 20*, 317-331.

(2) Regard, M. and Landis, T. (1984) Experimentally induced semantic paralexias in normal: A property of the right hemisphere. *Cortex, 20*, 253-270.

(3) Drews, E. (1987) Qualitatively different organizational structures of lexical knowledge in the left and right hemisphere. *Neuropsychologia, 25*, 419-427.

(4) 情動と左右の半球の関係に関する文献は主に以下の展望論文を参考にした。

Demaree, H. A., Everhart, D. E., Youngstrom, E. A. and Harrison, D. W. (2005) Brain lateralization of emotional processing: Historical roots

and a future incorporating "dominance" . *Behavioral and Cognitive Neuroscience Review, 4*, 3-20.

Rutherford, H. J. V. and Lindell, A. K.（2011）Thriving and surviving: Approach and avoidance motivation and lateralization. *Emotion Review, 3*, 333-343.

Wager, T. D., Luan Phan, K., Liberzon, I. and Taylor, S. F.（2003）Valence, gender, and lateralization of functional brain anatomy in emotion: A meta-analysis of findings from neuroimaging. *NeuroImage, 19*, 513-531.

(5) Goldstein, K.（1939）*The organism*. New York: Academic Book.

(6) Borod, J. C., Haywood, C. S. and Koff, E.（1997）Neuropsychological aspects of facial asymmetry during emotional expression: A review of the normal adult literature. *Neuropsychological Review, 7*, 41-60.

(7) Davidson, R. J., Schwarts, G. E., Saron, C., Benneti, J. and Goleman, D. J.（1979）Frontal versus parietal EEG asymmetry during positive and negative affect. *Psychophysiology, 16*, 202-203.

(8) Davidson, R. J. and Fox, N. A.（1982）Asymmetrical brain activity discriminates between positive versus negative affective stimuli in human infants. *Science, 218*, 1235-1237.

(9) Gray, J. A.（1983）Anxiety, personality and the brain. In: A. Gale and J. Edwards（Eds.）, *Individual differences and psychopathology*（Physiological correlates of human behavior, Vol.3）. London: Academic Press. pp. 31-43.

Gray, J. A.（1987）*The psychology of fear and stress*（2nd ed.）. Cambridge: Cambridge University Press.

(10) 明和政子（2006）『心が芽ばえるとき：コミュニケーションの誕生と進化』NTT 出版

(11) Meltzoff, A. N. and Moore, M. K.（1977）Imitation of facial and

manual gestures by human neonates. *Science, 198*, 75-78.

Meltzoff, A. N. and Moore, M. K. (1997) Explaining facial imitation: A theoretical model. *Early Development and Parenting, 6*, 179-192.

Meltzoff, A. N. (2005) Imitation and other minds: The "Like Me" hypothesis. In: S. Hurley and N. Chater (Eds.), *Perspectives on imitation: From neuroscience to social science* (Vol. 2). Cambridge, MA: MIT Press. pp.55-77.

(12) Ekman, P., Friesen, W. V. and Ellsworth, P. (1972) *Emotion in the human face: Guideline for research and an integration of findings.* New York: Pergamon Press.

(13) Davidson, R. J., Ekman, P., Saron, C. D., Senulis, J. A. and Friesen, W. V. (1990) Approach-withdrawal and cerebral asymmetry: Emotional expression and brain physiology, 1. *Journal of Personality and Social Psychology, 58*, 330-341.

(14) ハーモン－ジョーンズの考えや共同研究者との研究は以下の二つの論文あるいは文献（4）に詳しい。

Harmon-Jones, E. (2003) Clarifying the emotive functions of asymmetrical frontal cortical activity. *Psychophysiology, 40*, 838-848.

Harmon-Jones, E. (2010) The role of asymmetric frontal cortical activity in emotion-related phenomena: A review and update. *Biological Psychology, 84*, 451-462.

(15) Carver, C. S. and White, T. L. (1994) Behavioral inhibition, behavioral activation, and affective responses to impending reward and punishment: The BIS/BAS scales. *Journal of Personality and Social Psychology, 67*, 319-333.

(16) Demaree, H. A., Everhart, D. E., Youngstrom, E. A. and Harrison, D. W. (2005) Brain lateralization of emotional processing: Historical roots and a future incorporating "dominance". *Behavioral and Cognitive*

Neuroscience Review, 4, 3-20.
(17) Gray, J. R. (2001) Emotional modulation of cognitive control: Approach-withdrawal states double-dissociate spatial from verbal two-back task performance. *Journal of Experimental Psychology: General, 130*, 436-452.
(18) Shackman, A. J., Sarinopoulos, I., Maxwell, J. S., Pizzagalli, D. A., Lavric, A. and Davidson, R. J. (2006) Anxiety selectively disrupts visuospatial working memory. *Emotion, 6*, 40-61.
(19) Gray, J. R., Braver, T. S. and Raichle, M. E. (2002) Integration of emotion and cognition in the lateral prefrontal cortex. *Proceedings of the National Academy of Sciences USA, 99*, 4115-4120.
(20) Vogeley, K., Bussfeld, P., Newen, A., Herrmann, S., Happé, S., Falkai, P., Maier, W., Shar, N. J., Fink, G. R. and Zilles, K. (2001) Mind reading: Neural mechanisms of theory of mind and self-perspective. *NeuroImage, 14*, 170-181.

第五章　知能研究にみる二つのこころ

(1) Allen, Bem A. (Western Illinois University), Raymond, B. Cattell: Accomplishment and controversy. この論文（掲載誌の記述なし）にはキャッテルがアメリカに渡ったいきさつや、流動性と結晶性知能について1940年のアメリカ心理学会で、ヘッブがキャッテルとは別個に、彼独自の見解を述べていたという、キャッテルによる以下の論文での紹介があるという興味深い記述がみられる。Cattell, R. B. (1984) The voyage of a laboratory, 1928-1984. *Multivariate Behavioral Research, 19*, 121-174.
(2) Cattell, R. B. (1963) Theory of fluid and crystallized intelligence: A critical experiment. *Journal of Educational Psychology, 54*, 1-22.
Horn, J. L. and Cattell, R. B. (1966) Refinement and test of the

theory of fluid and crystallized intelligence. *Journal of Educational Psychology, 57*, 253-270.
(3) Spearman, C. (1927) *The nature of "intelligence" and the principles of cognition* (2nd edition). London: Macmillan.
(4) Raven, J. C. (1936) *Mental tests used in genetic studies: The performances of related individuals in tests mainly educative and mainly reproductive.* Unpublished master's thesis, University of London.
(5) Raven, J. (2000) The Raven's progressive matrices: Change and stability over culture and time. *Cognitive Psychology, 41*, 1-48.
Raven, J. (2002) Spearman's Raven legacy. *Testing International, 12*, 7-10.
(6) Flanagan, D. P. and Kaufman, A. S. (2009) *Essentials of WISC-IV assessment* (2nd edition). Hoboken, N.J.: John Wiley & Sons. に詳しい。日本版は日本文化科学社より出版。本書では原著をもとにして話を進めているので、日本版とは違うことを留意していただきたい。
(7) 第一版は丸善から出版されている。第二版は Kaufman, A. S., Lichtenberger, O., Fletcher-Jansen, E., Kaufman, N. L. and Reynolds, C. R. (2005) *Essentials of K-ABC-Ⅱ assessment.* Hoboken, N.J.: John Wiley & Sons. に詳しい。
(8) 日本文化科学社から出版。
(9) Das, J. P., Kirby, J. R. and Jarman, R. F. (1979) *Simultaneous and successive cognitive processes.* New York: Academic Press.
(10) A. R. ルリヤ／松野豊（訳）(1976)『人間の脳と心理過程』金子書房
(11) Luria, A. R. (1966) *Higher cortical functions in man.* New York: Basic Books.
(12) Luria, A. R. (1973) *The working brain: An introduction to neuropsychology.* London: Allen Lane The Penguin Press.
(13) Gray, J. R., Chabris, C. F. and Braver, T. S. (2003) Neural

mechanisms of general fluid intelligence. *Nature Neuroscience 6* , 316-322.

(14) Vogeley, K., Bussfeld, P., Newen, A., Herrmann, S., Happé, S., Falkai, P., Maier, W., Shar, N. J., Fink, G. R. and Zilles, K. (2001) Mind reading: Neural mechanisms of theory of mind and self-perspectives. *NeuroImage, 14,* 170-181.

(15) Newman, S. D., Carpenter, P. A., Varma, S. and Just, M. A. (2003) Frontal and parietal participation in problem solving in the Tower of London: fMRI and computational modeling of planning and high-level perception. *Neuropsychologia, 41,* 1668-1682.

第六章　認知の方略にみる二つのこころ

(1) Lawry, J. A., Welsh, M. C. and Jeffrey, W. E. (1983) Cognitive tempo and complex problem solving. *Child Development, 54,* 912-920.

(2) Borkowski, J. G., Peck, V., Reid, M. and Kurtz, B. (1983) Impulsivity and strategy transfer: Metamemory as mediator. *Child Development, 54,* 459-473.

(3) Rosencwajg, P. and Corroyer, D. (2005) Cognitive processes in the reflective-impulsive cognitive style. *Journal of Genetic Psychology, 166,* 451-463.

(4) 以下に述べる坂野の調査研究は、坂野登（1995）『ヒトはなぜ指を組むのか：脳とこころのメカニズム』青木書店に大部分が紹介されているが、本書ではそれらを整理しなおし、新しい図表として作り直したものが多い。

(5) 近藤文里（1989）『プランする子ども』青木書店

第七章　しぐさでわかる二つのこころ

(1) Luria, A. R. (1970) *Traumatic aphasia.* The Hague: Mouton.

(2) Luria, A. R. (1966) *Higher cortical functions in man.* New York: Basic Books.
(3) 坂野登（1995）『ヒトはなぜ指を組むのか：脳とこころのメカニズム』青木書店に詳しく表示されている。
(4) 坂野登（1982）『かくれた左利きと右脳』青木書店に詳しく表示してある。
(5) (3) に詳しく表示してある。
(6) 伊田行秀（1986）潜在的利き手と利き脳.『心理学研究』*56*, 349-352.
伊田行秀（1987）指組みの型と半球非対称性における個人差.『心理学研究』*58*, 318-321.
(7) Sakano, N. (1982) *Latent left-handedness its relation to hemispheric and psychological functions.* Brain and Behavior Research Monograph Series No.9. Jena: VEB Gustav Fisher Verlag Jena.
(8) 坂野登（1995）『ヒトはなぜ指を組むのか：脳とこころのメカニズム』青木書店
(9) ドリーン・キムラ／野島久雄・三宅真季子・鈴木眞理子（訳）(2001)『女の能力、男の能力：性差について科学者が答える』新曜社

第八章　実験で作り出す二つのこころ

(1) Sakano, N. (1982) *Latent left-handedness its relation to hemispheric and psychological functions.* Brain and Behavior Research Monograph Series No.9. Jena: VEB Gustav Fisher Verlag Jena.
(2) Kinsbourne, M. A. (1973) The control of attention by interaction between the cerebral hemispheres. In: S. Kornblum (Ed.) *Attention and performance.* Ⅳ. New York: Academic Press, pp.260-285.
(3) Krauthammer, G. (1968) Form perception across sensory modalities. *Neuropsychologia, 6*, 105-113.
(4) Sakano, N. (1960) Interaction of two signal systems in normal and

schizophrenic individuals. *Japanese Psychological Research, 2*, 67-73.
(5) Sakano, N. (1961) Interaction of two signal systems in normal, neurotic and schizophrenic individuals in relation to personality inventory. *Psychologia, 4*, 92-112.

第九章　女のこころと男のこころ

(1) 坂野登 (1995)『ヒトはなぜ指を組むのか：脳とこころのメカニズム』青木書店にあるものに新しい分析を追加した。
(2) 新しく行った分析である。
(3) サイモン・バロン＝コーエン／三宅真砂子 (訳) (2005)『共感する女脳、システム化する男脳』NHK 出版
(4) Wheelwright, S., Baron-Cohen, S., Goldenfeld, N., Delaney, J., Fine, D., Smith, R., Weil, L. and Wakabayashi, A. (2006) Predicting Autism Spectrum Quotient (AQ) from the Systemizing Quotient-Revised (SQ-R) and Empathy Quotient (EQ) . *Brain Research, 1079*, 47-56.
(5) Nettle, D. (2007) Empathizing and systemizing: What are they, and what do they contribute to our understanding of psychological sex differences? *British Journal of Psychology, 98*, 237-255.
(6) 坂野登 (1995) 気質、認知スタイル、及びパーソナリティ特性の間の相互関係について.『京都大学教育学部紀要』*41*, 85-95.
(7) ドリーン・キムラ／野島久雄・三宅真季子・鈴木眞理子 (訳) (2001)『女の能力、男の能力：性差について科学者が答える』新曜社
(8) Holley, S. R., Sturm, V. E. and Levenson, R. W. (2010) Exploring the basis for gender differences in the demand-withdraw pattern. *Journal of Homosexuality, 57*, 666-684.
(9) Taylor, S. E. (2007) Social support. In: H. S. Friedman and R. C. Silver (Eds.) , *Foundation of health psychology*. New York: Oxford University Press. pp. 145-171.

（10）Mather, M., Lighthall, N. R., Nga, L. and Gorlick, M. A.（2010）Sex differences in how stress affects brain activity during face viewing. *NeuroReport, 21*, 933-937.
（11）坂野登（1982）『かくれた左利きと右脳』青木書店
（12）（11）に同じ。

第一〇章　マインドリーディングとブレインリーディング

（1）Premack, D. and Woodruff, G.（1978）Does the chimpanzee have a theory of mind? *Behavioral and Brain Sciences, 1*, 515-526.
（2）Meltzoff, A. N.（2007）The 'like me' framework for recognizing and becoming an intentional agent. *Acta Psychologica, 124*, 26-43.
（3）Mampe, B., Friederici, A. D., Christophe, A. and Wermke, K.（2009）Newborns' cry melody is shaped by their native language. *Current Biology 19*, 1-4.
（4）ジュリアン・ポール・キーナン，ゴードン・ギャラップ・ジュニア，ディーン・フォーク／山下篤子（訳）（2006）『うぬぼれる脳：「鏡のなかの顔」と自己意識』NHK 出版
（5）Keenan, J. P., Rubio, J., Racioppi, C., Johnson, A. and Barnacz A.（2005）The right hemisphere and the dark side of consciousness. *Cortex, 41*, 695-704.
（6）Platek, S. M., Keenan, J. P., Gallup G. G. Jr. and Mohamed, F. B.（2004）Where am I?: The neurological correlates of self and other. *Cognitive Brain Research, 19*, 114-122.
（7）Vogeley, K., Bussfeld, P., Newen, A., Herrmann, S., Happé, S., Falkai, P., Maier, W., Shar, N. J., Fink, G. R. and Zilles, K.（2001）Mind reading: Neural mechanisms of theory of mind and self-perspectives. *NeuroImage, 14*, 170-181.
（8）（7）に同じ。

(9) Eviatar, Z. and Just, M. A. (2006) Brain correlates of discourse processing: An fMRI investigation of irony and conventional metaphor comprehension. *Neuropsychologia, 44*, 2348-2359.

(10) Lindner, M., Hundhammer, T., Ciaramidaro, A., Linden, D. E. and Mussweiler, T. (2008) The neural substrates of person comparison-An fMRI study. *NeuroImage, 40*, 963-971.

(11) Mason, R. A. and Just, M. A. (2009) The role of the theory-of-mind cortical network in the comprehension of narratives. *Language and Linguistics Compass, 3*, 157-174.

(12) Newman, S. D., Carpenter, P. A., Varma, S. and Just, M. A. (2003) Frontal and parietal participation in problem solving in the Tower of London: fMRI and computational modeling of planning and high-level perception. *Neuropsychologia, 41*, 1668-1682.

(13) Колыцова, М. М. (1973) *Двигательная активность и развитие функций мозга ребёнка*. Москва: Издательство Педагогика.

(14) サイモン・バロン＝コーエン／長野敬・長畑正道・今野義孝（訳）(2002)『自閉症とマインド・ブラインドネス』青土社

(15) Wheelwright, S., Baron-Cohen, S., Goldenfeld, N., Delaney, J., Fine, D., Smith, R., Weil, L. and Wakabayashi, A. (2006) Predicting Autism Spectrum Quotient (AQ) from the Systemizing Quotient-Revised (SQ-R) and Empathy Quotient (EQ) . *Brain Research, 1079*, 47-56.

(16) Belmonte, M. K., Allen, G., Beckel-Mitchener, A., Boulanger, L. M., Carper, R. A. and Webb, S. J. (2004) Autism and abnormal development of brain connectivity. *The Journal of Neuroscience, 24*, 9228-9231.

(17) Just, M. A., Cherkassky, V. L., Keller, T. A. and Minshew, N. J. (2004) Cortical activation and synchronization during sentence comprehension in high-functioning autism: Evidence of underconnectivity. *Brain, 127*, 1811-1821.

(18) Koshino, H., Carpenter, P. A., Minshew, N. J., Cherkassky, V. L., Keller, T. A. and Just, M. A. (2005) Functional connectivity in an fMRI working memory task in high-functioning autism. *NeuroImage, 24*, 810-821.
(19) Just, M. A., Cherkassky, V. L., Keller, T. A., Kana, R. K. and Minshew, N. J. (2006) Functional and anatomical cortical underconnectivity in autism: Evidence from and fMRI study of an executive function task and corpus callosum morphometry. *Cerebral Cortex, 17*, 951-961.
(20) Griffin, R., Friedman, O., Ween, J., Winner, E., Happé, F. and Brownell, H. (2006) Theory of mind and the right cerebral hemisphere: Refining the scope of impairment. *Laterality, 11*, 195-225.
(21) Luria, A. R. (1973) *The working brain: an introduction to neuropsychology*. London: Allen Lane The Penguin Press.

エピローグ

(1) 坂野登 (2010) 展望：脳とこころ.『教育心理学年報』*49*, 162-170. でこの問題について詳しく検討した。
(2) A. ルリヤ／天野清（訳）(1980)『ルリヤ現代の心理学（上)』文一総合出版
(3) D. O. ヘッブ／白井常・鹿取廣人・平野俊二・鳥居修晃・金城辰夫（訳）(1987)『心について』紀伊國屋書店
(4) アントニオ・R・ダマシオ／田中三彦（訳）(2000)『生存する脳：心と脳と身体の神秘』講談社
(5) 坂野登 (1985)『意識とはなにか：フロイト＝ユング批判』青木書店に詳しく説明してある。
(6) Luria, A. R. (1973) *The working brain: An introduction to neuropsychology*. London: Allen Lane The Penguin Press.

(7) Leopold, A., Krueger, F., Monte, O., Pardin, M., Pulaski, S. J., Solomon, J. and Grafman, J. (2012) Damage to the left ventromedial prefrontal cortex impacts affective theory of mind. *Social Cognitive and Affective Neuroscience* (in press).

Shamay-Tsoory, S. G., Tomer, R., Berger, B. D., Goldsher, D. and Aharon-Peretz, J. (2005) Impaired "affective theory of mind" is associated with right ventromedial prefrontal damage. *Cognitive and Behavioral Neurology, 18*, 55-67.

(8) Christakou, A., Brammer, M., Giampietro, V. and Rubia, K. (2009) Right ventromedial and dorsolateral prefrontal cortices mediate adaptive decisions under ambiguity by integrating choice utility and outcome evaluation. *The Journal of Neuroscience, 29*, 11020-11028.

(9) Boes, A. D., Bechara, A., Tranel, D., Anderson, S. W., Richman, L. and Nopoulos, P. (2009) Right ventromedial prefrontal cortex: A neuroanatomical correlate of impulse control in boys. *Social Cognitive and Affective Neuroscience, 4*, 1-9.

(10) Beer, J. S., John, O. P., Scabini, D. and Knight, R. T. (2006) Orbitofrontal cortex and social behavior: Integrating self-monitoring and emotion-cognition interactions. *Journal of Cognitive Neuroscience, 18*, 871-879.

(11) Kringelbach, M. L. (2005) The human orbitofrontal cortex: Linking reward to hedonic experience. *Nature Reviews Neuroscience, 6*, 691-702.

Kringelbach, M. L. and Berridge, K. C. (2009) Towards a functional neuroanatomy of pleasure and happiness. *Trends in Cognitive Sciences, 13*, 479-87.

(12) S. フロイド／井村恒郎（訳）(1954) 快感原則の彼岸.『自我論（フロイド選集 4)』日本教文社。またここで取り上げた問題については、坂野登（1985)『意識とはなにか：フロイト＝ユング批判』青木書店に詳しい。